国家卫生和计划生育委员会"十二五"规划教材
广东广西海南高职高专院校配套教材

供护理类专业用

妇产科护理学
实训与学习指导

U0231907

主　编　朱梦照　莫洁玲

副主编　张宏玉　谭文绮　许晓飞

编　者　(以姓氏笔画为序)
冯敬华　(广西科技大学医学院)
朱梦照　(惠州卫生职业技术学院)
许晓飞　(清远职业技术学院护理学院)
张宏玉　(海南医学院)
林力敏　(顺德职业技术学院)
秦　媚　(广西卫生职业技术学院)
莫洁玲　(广西医科大学护理学院)
凌银婵　(广西医科大学护理学院)
高丽玲　(惠州卫生职业技术学院)
郭洪花　(海南医学院)
黄颖红　(柳州市人民医院)
谭文绮　(广州医科大学卫生职业技术学院)

人民卫生出版社

图书在版编目（CIP）数据

妇产科护理学实训与学习指导/朱梦照，莫洁玲主编.
—北京：人民卫生出版社，2014.5
ISBN 978-7-117-18639-1

Ⅰ.①妇…　Ⅱ.①朱…②莫…　Ⅲ.①妇产科-护理
学-高等职业教育-教学参考资料　Ⅳ.①R473.71

中国版本图书馆 CIP 数据核字（2014）第 052094 号

人卫社官网　**www.pmph.com**	出版物查询，在线购书
人卫医学网　**www.ipmph.com**	医学考试辅导，医学数据库服务，医学教育资源，大众健康资讯

妇产科护理学实训与学习指导

主　　编：朱梦照　莫洁玲
出版发行：人民卫生出版社（中继线 010-59780011）
地　　址：北京市朝阳区潘家园南里 19 号
邮　　编：100021
E - mail：pmph @ pmph. com
购书热线：010-59787592　010-59787584　010-65264830
印　　刷：北京铭成印刷有限公司
经　　销：新华书店
开　　本：787×1092　1/16　　印张：12
字　　数：292 千字
版　　次：2014 年 5 月第 1 版　2020 年 9 月第 1 版第 7 次印刷
标准书号：ISBN 978-7-117-18639-1/R · 18640
定　　价：24. 00 元
打击盗版举报电话：**010-59787491**　**E-mail：WQ @ pmph. com**
（凡属印装质量问题请与本社市场营销中心联系退换）

　　本书是广东广西海南高职高专护理类专业规划教材《妇产科护理学》的配套教材。《妇产科护理学》是根据三省区护理类专业规划教材评审委员会的指导精神,由多位专家在认真总结本地区多年高职《妇产科护理学》教育的基础上,以突出岭南地方特点及凸显人文关怀为特色,集思广益,共同完成的。本教材以主教材为编写依据,由主教材编写者编写,内容包括实训指导和学习指导两部分,供高职高专护理类专业学生配合《妇产科护理学》使用。

　　第一部分为实训指导,主要介绍了妇产科护理操作技能,对实训目的、实训准备、实训内容及操作步骤进行详细的阐述,力求做到层次分明、通俗易懂,强调实用性和可操作性,利于教师教学和学生练习。第二部分学习指导,基本上按照主教材章节的顺序,每章分重点难点精编、自测题两方面。重点难点精编是针对每章节的内容进行归纳、总结,便于学生进一步理解和把握重点;自测题的题型、难度与护士执业资格考试要求一致,学生可以通过习题练习,进一步巩固和强化所学的知识,提高分析问题的能力,同时也提高了护考的应试能力。本教材在突出专业理论与技术教学的同时,注重学生人文素质的养成,在实训目的、实训内容等部分增加了人文关怀的内容,使教师在教学中、学生在练习中自觉融入人文关怀的情境,使学生养成良好的人文情怀。

　　本教材在编写过程中,得到了广东省卫生职业教育协会、惠州职业技术学院、广西医科大学护理学院、海南医学院、广州医科大学卫生职业技术学院、清远职业技术学院护理学院、广西科技大学护理学院、柳州市人民医院、顺德职业技术学院、广西卫生职业技术学院的大力支持,在此一并表示诚挚的谢意。

　　由于时间紧迫和能力有限,教材中难免有不妥之处,希望各位同仁给予指正。

朱梦照

2014 年 5 月

目　录

第一部分　实　训　指　导

第二部分　学　习　指　导

第一部分 实训指导

实训一 女性生殖系统解剖

一、学 习 目 标

1. 熟练掌握女性骨盆结构、分界、各平面的形态及径线。
2. 熟练掌握外生殖器解剖。
3. 掌握内生殖器解剖与邻近器官。
4. 了解女性骨盆底结构。

二、准　　备

骨盆模型、测量器、骨盆底组织模型、内外生殖器官模型、生殖器官邻近器官模型。

三、操 作 程 序

【内容】

1. 女性内、外生殖器官及邻近器官的位置、形态、解剖结构、组织结构、功能、与临床疾病诊治关系密切的解剖位置。
2. 骨盆的组成和分界,骨盆的三个平面及其径线,骨盆轴及骨盆倾斜度。
3. 女性骨盆底的三层组织结构。

【方法】

1. 教师以模型示教,详细讲解女性生殖系统的解剖结构。
2. 同学练习独立辨认解剖模型,测量骨盆各平面的径线。
3. 最后教师列举临床病例启发学生将解剖知识运用于临床的能力,并对本次课进行知识的归纳与总结。

四、实训要求及实训地点

1. 在妇产科实训室或示教室授课。
2. 同学着装整齐,爱护实训模型。
3. 认真辨认解剖结构,能紧密结合临床应用。

（冯敬华）

实训二　产前检查

一、学习目标

1. 能根据胎儿模型,说出足月胎头的结构、径线、囟门及颅缝。
2. 熟练掌握腹部四步触诊及听胎心音的方法。
3. 熟悉骨盆外测量的方法。
4. 学会胎儿电子监护仪的使用方法。
5. 培养学生具有认真勤奋的学习态度,严谨求实的工作作风。
6. 培养学生认真、仔细、规范操作的工作态度。

二、准　　备

1. **环境**　保持舒适、温暖、安静的产房环境。关门窗,调室温,保护产妇隐私,减少人员走动。
2. **物品**　妊娠生理模型、骨盆、自制胎儿模型、护理床、模型人、胎心听筒、多普勒胎心仪、骨盆测量器、胎儿电子监护仪。
3. **孕妇**　孕妇衣着宽松,取平卧位,配合检查者进行检查。
4. **护士**　护士仪表端庄,着装整洁,洗手。

三、操　作　程　序

【内容】

1. **产科腹部检查**　望诊腹部,四步触诊,听诊胎心。
2. **骨盆外测量的方法、正常值及注意事项**
3. **胎儿电子监护仪的使用方法**

【方法】

1. **足月胎头的结构、径线、囟门及颅缝**　辨别足月胎头的结构、径线、囟门及颅缝,能在胎儿模型上正确说出足月胎头的结构、径线、囟门及颅缝。

2. **腹部检查**

(1)操作步骤

1)检查前准备:携用物至孕妇床前,核对孕妇床号及姓名,向孕妇讲解四步触诊及听胎心的目的、意义及操作步骤。然后让孕妇排空膀胱后仰卧于检查床上,暴露腹部、双腿略屈曲分开,放松腹肌,检查者站于孕妇右侧。

2)视诊:观察腹部大小、形状,有无妊娠纹、手术瘢痕及水肿。并注意有无悬垂腹。

3)触诊:运用腹部四步触诊法了解胎儿大小、胎产式、胎方位、胎先露及羊水情况等。做前三步检查手法时,检查者面对孕妇,做第四手法面向孕妇足部。

第一步:检查者双手置于宫底部,了解子宫外形并测得宫底高度,估计胎儿大小与妊娠周数是否相符。然后以双手相对轻推,判断宫底部的胎儿部分,若为胎头则硬而圆,且有浮球感;若为胎臀则软而宽,且形状略不规则。

第二步:检查者双手分别置于孕妇腹部左右侧,一手固定,另一手轻轻深按检查,两手交替,仔细分辨胎背及胎儿四肢的位置。平坦饱满者为胎背,可变形的高低不平部分为胎儿四肢,有时感到胎儿肢体活动,更易判断。

第三步:检查者右手拇指与其余四指分开,置于耻骨联合上方握住胎儿先露部,进一步查清是否已经衔接。若仍浮动,表示尚未入盆,若已衔接,则先露部不能被推动。

第四步:检查者左右手分别置于胎先露部的两侧,向骨盆入口方向向下深按,再次核对胎先露部的诊断是否正确,并确定胎先露部入盆的程度。

4)听诊:即听诊胎心音。可在胎儿背部侧的母体腹壁上,清楚地听到胎心音。头先露时在脐下两侧,臀先露时在脐上两侧,横位者则在靠近脐部下方听得最清楚。听诊时应注意胎心音的速率及有无脐带杂音,询问孕妇有无不适。正常胎心率为 120~160 次/分小于 120 次/分或大于 160 次/分均为不正常。

5)用软尺测量宫高和腹围,判断与孕周是否相符。

6)整理用物,洗手,记录。

(2)评价

1)孕妇在整个过程中未出现子宫收缩及其他不适。

2)每步检查的手法正确。

3)能说出每步触诊所检查的内容。

4)操作过程中进行有效的人文沟通,充分体现人文精神。

3. 骨盆外测量

(1)操作方法

1)髂棘间径(IS):孕妇取伸腿仰卧位,测量两髂前上棘外缘间的距离。正常值为 23~26cm。

2)髂嵴间径(IC):孕妇取伸腿仰卧位,测量两髂嵴外缘间最宽的距离。正常值为 25~28cm。以上两径线可以间接推算骨盆入口横径的长度。

3)骶耻外径(EC):孕妇取左侧卧位,右腿伸直,左腿屈曲。测量第五腰椎棘突下至耻骨联合上缘中点的距离。正常值为 18~20cm。第 5 腰椎棘突下,相当于米氏菱形窝的上角,或相当于髂嵴后连线中点下 1.5cm。此径线可以间接推测骨盆入口前后径的长度,是骨盆外测量中最重要的径线。

4)出口横径(TO):孕妇取仰卧位,两腿弯曲,双手抱双膝,测量两坐骨结节内侧缘的距离,正常值为 8.5~9.5cm。也可用检查者的拳头测量,若其间能容纳成人的手拳,则一般大于 8.5cm,即属正常。

5)耻骨弓角度:用两手拇指尖斜着对拢,放置在耻骨联合下缘,左右两拇指平放在耻骨降支上面,测量两拇指间的角度即为耻骨弓角度,正常值为 90°,小于 80°则为异常。此角度可以反映骨盆出口横径的宽度。

(2)评价

1)测量骨盆的方法正确。

2)让孕妇采取正确的测量姿势。

3)孕妇能说出骨盆外测量的意义。

4)操作过程中进行有效的人文沟通,充分体现人文精神。

4. 胎儿电子监护仪使用

（1）操作方法

1）无负荷试验（NST）：先让孕妇排空小便，取 20°~25° 半卧位，将胎心音探头固定于孕妇腹部胎心音清晰处，测定基础心率、变异周期、变异幅度、胎动次数及胎动后的胎心率改变。

2）宫缩应激试验（CST）和催产素激惹试验（OCT）：将压力探头置于宫底下 3 指处或孕妇宫体宫缩最强处，分别测得宫缩压力及相应的胎心率，以观察两者数值变化及相互关系。

（2）监护判断标准：以程志厚教授编著《胎心率及监护》一书中的 NST 和 CST 监护结果判断方法为标准。

（3）评价

1）明确胎儿电子监护仪使用的目的和意义。

2）使用胎儿电子监护仪方法正确。

3）对监护结果能作出准确判断。

（许晓飞）

实训三 顺产接生法

一、学 习 目 标

1. 通过模拟训练,对顺产接生法有一个感性认识。
2. 在见习和模拟训练中能够理解并协助正常分娩接产。

二、准 备

1. **环境** 保持舒适、温暖、安静的产房环境。关门窗,调室温,保护产妇隐私,减少人员走动。
2. **物品** 备产包,胎头拨露准备上台前打开产包,检查接产包内用物,按需要添加物品,如麻醉用物、新生儿吸痰管、产钳、针线、酒精等;新生儿辐射台,开电源,调台温;新生儿窒息复苏抢救物品:复苏囊接面罩接氧源,喉镜,合适型号气管插管,胶布,吸痰机,复苏药物如盐酸肾上腺素,纳洛酮等。
3. **产妇** 鼓励产妇取舒适的体位(产妇自感最合适用力的体位),配合宫缩按自主意愿屏气用力,保持身体清洁,少量多次进食补充能量和电解质。
4. **接生者** 戴口罩、帽子,穿脚套,戴防护眼镜,洗手,穿手术衣戴手套(双层)。

三、操 作 程 序

【内容】
1. **接产前的准备**
(1)与产妇沟通交流,告知屏气用力的方法:不想用力的时候不必用力,产妇可以在自己感到想用力的时候再用力。告知产妇可以在自己感到舒适方便的体位完成分娩;告知产妇整个接生过程和配合方法;告知陪伴分娩的家属的配合方法。
(2)消毒、铺巾
1)给产妇铺消毒单,穿脚套并固定,铺洞巾,肛门处用双层无菌巾遮挡。
2)给辐射台铺消毒单及消毒巾,连接吸痰管。
3)按需要做好会阴浸润或阴部神经阻滞麻醉、会阴切开、保护会阴和新生儿清理呼吸道及断脐的准备。
2. **接产步骤** 重点描述分娩机转。
3. **护理要点**(口述)
【方法】
1. 教师用模型示教顺产接产的方法。
2. 同学运用骨盆模型练习,描述分娩机转和接产主要步骤要点。
3. 教师列举临床接产注意事项。教师最后对本次课进行知识的归纳与总结。

四、实训要求及实训地点

1. 在妇产科实训室或示教室授课。
2. 同学着装整齐,爱护实训模型。
3. 同学要指导产妇,面带微笑,注意目光交流。

(张宏玉)

实训四　母乳喂养、新生儿沐浴、游泳与抚触

母 乳 喂 养

一、学 习 目 标

1. 通过模拟训练,对母乳喂养的方法有一个感性认识。
2. 在见习和模拟训练中能够对产妇进行母乳喂养的指导。
3. 培养学生沟通交流的能力,学会人文关怀。

二、准　　备

1. **环境**　室内环境温度 26～28℃,光线适中,湿度适宜。
2. **物品**　乳房模型、新生儿模型、消毒毛巾、吸奶器等。
3. **护士**　护士仪表端庄,着装整洁,洗手。

三、操 作 程 序

【内容】

1. 评估母乳喂养情况,了解产妇乳汁分泌及新生儿吃奶情况。

2. **告知产妇母乳喂养对母儿均有好处**

（1）对新生儿:提供营养及促进发育;提高免疫力、预防疾病;有利于牙齿的发育和保护;增进亲子感情。

（2）对母亲:预防产后出血;降低发生乳腺癌、卵巢肿瘤的危险性;可减少怀孕的概率。

3. **学会判断新生儿是否有效吸吮**

（1）新生儿将大部分乳晕含入口内吸吮。

（2）吸吮时新生儿两腮鼓起,听到新生儿有节奏吞咽的声音。

（3）乳房随着新生儿的吸吮变软。

（4）新生儿吃饱的表现:每天小便 6 次以上,大便 2～3 次,体重增长理想(每天 50g 左右);哺乳完后乳房变软;新生儿吃饱后有满足感,眼睛发亮;新生儿吃饱后睡眠好,持续 2～3 小时。

【方法】

1. 每次哺乳前,母亲洗手并用温湿毛巾清洁乳房及乳头。切忌用酒精或肥皂水擦洗乳头、乳晕,以免局部干燥、皲裂。乳头处如有痂垢,应先用油脂浸软后,再用温水洗净。

2. 哺乳时选择母亲与新生儿最舒适的位置。一手抱新生儿,新生儿头和身体呈一条直线,紧贴母亲身体,使新生儿面向乳房,新生儿下颌碰到乳房。

（1）坐位:让母亲坐在靠背椅上,背部紧靠椅背,两腿自然下垂达到地面。哺乳侧脚可踩在小凳上。哺乳侧怀抱新生儿的胳膊下垫一个专用喂奶枕或家用软枕。

(2)侧卧位:母亲取侧卧位,头下垫枕头,肩和一侧手臂放在枕头和新生儿头部之间的空位处。新生儿面向乳房侧卧,让嘴的位置刚好与乳头齐平。母亲一手搂着新生儿,一手托住乳房,拇指和四指分别放在乳房上、下方,防止乳房堵住新生儿的鼻孔。

(3)站位:母亲站立,保持身体放松,一手环抱新生儿,让新生儿的头部枕在母亲的臂弯上,手掌托住新生儿的腰臀部,另一手拇指和四指分别放在乳房上、下方,托起整个乳房喂哺。

(4)坐位"环抱式":母亲坐在床边的座椅上,将椅子贴近床边,身体紧靠椅背,背部和双肩放松,身体要侧向一边,与床边形成一定的夹角;新生儿放在床上,可用棉被或枕头垫在新生儿身体下面,环式抱住新生儿的上半身进行哺乳。此姿势可避免伤口受压疼痛,适用于剖宫产术后,也可使双胎新生儿同时哺乳。协助母亲将婴儿抱在怀中。

3. 母亲一手拇指放在乳房上,余四指放在乳房下方,呈"C"字形托起整个乳房。

4. 将乳头轻触刺激新生儿上下唇引起觅食反射,当新生儿张开嘴时,立即将乳头包括大部分乳晕送入新生儿口中,注意乳房不要堵住新生儿鼻孔。

5. 吸空一侧乳房后,母亲用示指轻压新生儿下颌取出乳头,再喂哺另一侧乳房。每次哺乳结束后,应将新生儿抱起,头靠在母亲肩上,用空心掌轻轻拍打后背1~2分钟,以排出胃内空气,防止吐奶。

6. 残余乳汁应手挤,其方法是:将拇指、示指放在乳头旁开2cm的乳晕上方,大拇指在上,示指在下,其他手指托住乳房,呈"C"字形手法。用示指和拇指向胸壁方向轻轻下压,不可压得太深,压力应作用在拇指及示指间乳晕下方的乳窦上,反复一压一放,手指固定不滑动,沿着乳头依次挤压所有的乳窦。挤空每根乳腺管的乳汁,防止出现乳腺管阻塞和两侧乳房大小不一等情况,也可用吸奶器排空残余乳汁。

新生儿沐浴

一、学 习 目 标

1. 通过模拟训练,对新生儿淋浴的方法有一个感性认识。
2. 在见习和模拟训练中能够对新生儿进行淋浴。

二、准   备

1. **环境** 室内环境温度26~28℃,关闭门窗,室内应采光良好,以便对新生儿的观察。热水器出水水温调至38~42℃,或用前臂内侧试水温感觉热而不烫即可。

2. **物品** 新生儿沐浴设备、磅秤、衣服、尿布、2条大毛巾、2条小毛巾、新生儿沐浴露、新生儿洗发水、护臀霜、消毒液状石蜡、干净棉签。用物按要求准备齐全,摆放有序。每个新生儿用一套沐浴用品,将一条大毛巾折叠得比沐浴架稍大,并垫在其上面,再垫上一次性垫巾。另一条大毛巾打开铺在辐射台上备用(沐浴后擦干身体用)。

3. **护士** 护士仪表端庄,着装整洁,洗手。

4. **新生儿**

(1)了解新生儿喂奶情况,一般应在哺乳前1小时内或哺乳后1小时进行,以防止呕吐或溢奶。

（2）评估新生儿精神、体温、呼吸及全身皮肤情况。

三、操　作　程　序

【内容】

1. 至产妇床边，做好核对、解释工作。

2. 将新生儿平放在操作台上，再次核对手腕带及胸牌上的姓名、床号，解开包被，脱衣，去尿布，核对性别。

3. 检查全身情况，特别是皮肤皱褶处，如脖子、腋窝、脐部、腹股沟、臀部及背部情况。

4. 称体重并记录。

5. 沐浴。

【方法】

1. 洗脸

（1）轻抱起新生儿，以左手握住新生儿左肩及上臂腋窝处，使头颈部枕于操作者左前臂，并用右手握住小儿左大腿根部，使其臀部位于操作者右手掌上，移至沐浴架上。

（2）右手放开，使新生儿半坐半躺在沐浴架上，左手掌托住新生儿的头颈肩部。

（3）右手打开出水开关，用右前臂内侧试水温，感觉温暖后将小毛巾湿水后拧干。

（4）先洗眼，由内眦向外眦擦拭；再洗鼻-嘴巴-额部-鼻翼-面颊-下颏部；最后洗两侧耳廓。每洗一个部位均要更换小毛巾位置，保证接触部位清洁。

2. 洗头

（1）拇指及中指分别将新生儿耳廓折向前方盖住耳孔（避免水流入耳内）。用小毛巾洗湿头部。

（2）用手接新生儿洗发水并揉搓出泡沫，涂在新生儿头部、耳后，轻轻揉搓，然后用小毛巾接水将头洗干净（注意不要让水流入眼睛），用拧干的小毛巾擦干头发（注意不要按压柔软的囟门部位）。

3. 洗身体

（1）用水淋湿新生儿全身。

（2）用手接新生儿沐浴露，揉搓出泡沫后涂擦新生儿全身。涂擦顺序为：颈部-肩-腋下-手臂-前胸-腹部（避开脐部）-腹股沟-外生殖器-下肢，注意皮肤皱褶部位。

（3）操作者右手握住新生儿左肩，轻轻地使新生儿取坐位，趴在操作者右手臂上（注意不要捂住新生儿口鼻），左手接沐浴露，揉搓出泡沫后涂擦后颈—背—臀部—肛门。

（4）洗净左手，冲洗后背，再用小毛巾接水过一遍，然后小毛巾擦洗肛门。左手握住新生儿左腋窝，使新生儿头颈部枕于操作者左前臂上，半坐半躺在沐浴架上。先用水冲洗一遍，更换另一条小毛巾，接水将身体前面的沐浴露擦洗干净。注意洗净皮肤皱褶处。

4. 擦干身体，关闭水龙头，将新生儿抱起，放入操作台上的大毛巾中，迅速包裹并沾干头部和身上水分，注意沾干皮肤皱褶处。

5. 皮肤护理

（1）新生儿娩出后用温软毛巾擦净羊水、血迹，娩出后 6 个小时内去除胎脂。皱褶处胎脂较多者可用液状石蜡溶解，小毛巾擦净。头顶部的皮脂结痂不可用力清洗，可先涂液状石蜡浸润,再予以清洗。

(2)皱褶处必要时可涂护臀霜或5%鞣酸软膏。

6. 脐部护理

(1)脐轮无红肿,无脓性分泌物:轻提脐带,暴露脐窝,用小棉签环形擦干脐带残端及脐轮周围的水分,将脐带暴露于空气中,或盖清洁、松大的衣服。

(2)脐部有分泌物:75%乙醇消毒后涂2.5%碘酊使其干燥。

(3)脐带脱落处有红色肉芽组织增生,轻者用乙醇局部擦拭,重者用2.5%硝酸银溶液烧灼,再用生理盐水棉签擦洗局部。

7. 臀部护理

(1)及时更换尿布,尿布松紧适中。

(2)大便后用温水清洗臀部,揩干后涂上软膏,预防红臀、皮疹或溃疡。发生皮肤糜烂时可用植物油或鱼肝油涂于患处。

8. 将新生儿送回母亲身边,与母亲一起核对新生儿的胸牌和手腕带,交代注意事项。整理用物,洗手,记录。

新生儿游泳

一、学 习 目 标

1. 通过模拟训练,对新生儿淋浴法的方法有一个感性认识。
2. 在见习和模拟训练中能够对新生儿进行淋浴。

二、准   备

1. **环境** 调节室温于26~28℃,关闭门窗,室内应采光良好,贴上色彩鲜艳的图画,放优雅的背景音乐,可给新生儿的大脑形成一个完整的刺激。

2. **用物** 一次性塑料袋(公共泳池用)、婴儿游泳池(家庭用)、大毛巾一条、干净衣物、尿布、水温计。

(1)用物按要求准备齐全,摆放有序。

(2)新生儿游泳池内套一次性塑料袋,以防交叉感染。一人一池水。家庭用的新生儿游泳用品需定期消毒,用时可直接放水。水温控制在36.5℃左右,水深>60cm,必须以新生儿足不触及池底为标准。

(3)依据新生儿颈围选用合适的泳圈型号,应该以新生儿套上颈圈后,成人的示指可伸进一个指头为合适尺寸。

(4)对新生儿游泳圈进行安全检查:内容包括型号是否匹配,保险按扣是否能扣牢,充气量是否合适(充气量在90%),有无漏气。

3. **护士** 仪表端庄,着装整洁,修剪指甲,洗手。

4. **新生儿**

(1)了解新生儿喂奶情况,一般应在哺乳前1小时内或哺乳后1小时进行,以防止呕吐或溢奶。

（2）评估新生儿精神、体温、呼吸及全身皮肤情况。

三、操　作　程　序

1. 核对手腕带及胸牌上的姓名、床号，解开包被，脱去尿布、衣服，湿巾擦净臀部。用包被将新生儿全身裹好，一人将新生儿打横抱起，左手托住新生儿的头颈；另一人将游泳圈分开，从前往后套入新生儿颈部。扣好双重保险粘贴或扣锁。套好游泳圈后检查：下颌部是否位于下颌槽内，下颏（即下巴）是否垫托在预设的位置。下水之前再次核对水温。

2. 一手托住新生儿的头颈，一手托住其臀部，另一辅助者帮助撤掉新生儿身上的浴巾，即可入水。入水时，一人托住新生儿轻轻放入水中，另一辅助者用水轻拍新生儿，让新生儿入水时有一适应的过程，千万不可（快速）直接地放入水中。

3. 游泳结束，双手抱住新生儿躯干离开水池，立即用干浴巾包裹全身。切忌把新生儿从水中抱出到操作台再包裹，以免新生儿着凉。取下新生儿泳圈，迅速沾干新生儿身上的水迹。穿好衣服，包好包被。

4. 放尽用过的池水，丢弃一次性塑料套至污物桶。用过的毛巾集中放置，以便统一消毒。早晚对游泳器具进行紫外线消毒。

新生儿抚触

一、学　习　目　标

1. 通过模拟训练，对新生儿淋浴法的方法有一个感性认识。
2. 在见习和模拟训练中能够对新生儿进行淋浴。

二、准　　备

1. **环境**　调节室温于 $26\sim28℃$，关闭门窗，室内应采光良好。
2. **物品**　大毛巾、干净衣物、尿布、婴儿润肤油。用物按要求准备齐全，摆放有序。
3. **护士**　仪表端庄，着装整洁，修剪指甲，洗手。
4. **新生儿**

（1）了解新生儿喂奶情况，一般在 2 次哺乳之间，新生儿处于清醒、安静状态时，最好在沐浴后，也可在午睡醒后或晚上睡前。

（2）评估新生儿精神、体温、呼吸及全身皮肤情况。

三、操　作　程　序

1. 至产妇床边，做好核对、解释工作。

2. 将新生儿平放在操作台上，再次核对新生儿胸牌、手腕带后解开包被，脱去尿布、衣服，湿巾擦净臀部。将新生儿抱至打开的大毛巾中，观察新生儿的状态。温暖双手后，将新生儿润肤油倒于掌心，涂抹均匀。

3. **头面部抚触**

（1）双手拇指放在双眉中心，其余四指放在头部两侧，拇指指腹从前额中央向两侧滑动至太阳穴处,并轻轻按压太阳穴。

（2）两手拇指从下颌部中央向外、上方滑行至耳垂根部,让上下唇形成微笑状。

（3）一手托头,另一只手的指腹从前额发际向上、后滑动至后下发际,停止于耳后乳突处,轻轻按压。同样方法抚触另一侧。

4. 胸部抚触　两手分别从胸部的外下方（两侧肋下缘）向对侧上方交叉推进,至两侧肩部,在胸部划一个大的交叉,注意避开新生儿的乳头。

5. 腹部抚触

（1）手掌同时利用指腹的力量依次从新生儿的右下腹至上腹向左下腹移动,呈顺时针方向轻画半圆,避开新生儿的脐部,可两手交替进行。

（2）在新生儿腹部轻画"I LOVE YOU"动作:右手指腹自右上腹滑向右下腹为I;右手指腹自右上腹经左上腹滑向左下腹为"LOVE"倒"L"形状,右手指腹自右下腹经右上腹、左上腹滑向左下腹为"YOU",倒"U"形状。

6. 上肢抚触

（1）手臂:两手交替抓住新生儿的一侧上肢从腋窝至手腕轻轻滑行,然后在滑行的过程中从近端向远端分段挤捏,然后搓棒式从近端向远端揉搓放松。同样的方法抚触对侧上肢。

（2）手掌:左右拇指交替,平放从新生儿手掌根部向指尖方向滑行。

（3）手指:一手扶住宝宝腕部,另一手用拇指、示指和中指指腹从新生儿拇指手指根部向指尖方向滑行,揉捏按摩,抚触每根手指,同样的方法抚触对侧上肢。

7. 下肢抚触　方法同上肢。

8. 背部　帮助新生儿翻身,操作者左手掌托于新生儿头颈肩下,右手掌放在新生儿下颌及前胸部,轻轻翻转新生儿至俯卧位,两手协助儿头偏于一侧,双臂分别放于儿头两侧。

（1）以脊椎为中线,双手分别在脊椎两侧滑动抚触,从肩部向下至骶部。

（2）以脊柱为中线,四指并拢,从新生儿的枕部沿脊椎,中指对准脊柱,滑动至臀部,两手交替进行。

9. 抚触完毕,操作者右手掌放于新生儿下颌及前胸部,左手掌放在新生儿头颈肩部,轻轻翻转新生儿至仰卧位。兜好尿布,穿好衣服,包好包被。再次核对新生儿胸牌和手腕带。

10. 将新生儿送回母亲身边,与母亲一起核对新生儿的胸牌和手腕带,整理用物,洗手,记录。

四、实 训 要 求

学生应严肃认真,模拟操作过程中关爱、照顾并与"病人"沟通,充分融入角色的扮演。学生每4～6人一组。

（秦　媚）

实训五 妇科检查及特殊检查的配合和护理

一、学习目标

1. 掌握妇科检查的基本操作步骤。

2. 熟悉妇科检查、宫颈刮片、宫颈组织活检和阴道后穹隆穿刺等临床操作中的护理配合要点。

3. 引导学生认识到护士在各种妇科临床操作中的医护合作、信息支持和人文关怀。

二、准　备

1. **妇科检查**　诊断床、妇科检查模型、一次性垫巾、阴道窥器、医用手套。

2. **宫颈刮片**　检查床、一次性垫巾、医用手套、阴道窥器、无菌刮片、95% 乙醇、生理盐水。

3. **宫颈组织活检**　宫颈钳、宫颈活检钳、刮匙、弯盘、带尾纱布、棉球、棉签、阴道窥器、有固定液的标本瓶、复方碘消毒液。

4. **阴道后穹隆穿刺**　阴道窥器、宫颈钳、腰穿针、10ml 注射器、无菌试管、洞巾、纱布及消毒物品。

三、操作程序

【内容】

1. 在妇科模型上模拟练习妇科检查内容：阴道窥器的使用、双合诊、三合诊、肛-腹诊。

2. 见习妇科检查、宫颈刮片、宫颈组织活检和阴道后穹隆穿刺的临床操作过程。

【方法】

1. 在妇产科技能实验室,在带教老师指导下,每 2～3 人一组练习妇科检查操作,练习完毕后评价学生操作练习效果。

2. 进入医院妇科门诊,见习妇科检查、宫颈刮片、宫颈组织活检和阴道后穹隆穿刺的临床操作,观察护士在每个操作过程中如何与病人沟通、如何与医生进行配合及操作完毕如何进行健康教育。

3. 学生总结本次实践学习的感受和遇到的问题,带教老师解答和讲评。

四、实训要求及实训地点

1. **实训地点**　妇产科技能实验室、医院。

2. **实训要求**

(1)模拟练习场所宽敞,每个学生都有动手机会。

(2)学生进入医院衣帽着装整洁,遵守医院的规章制度,注意无菌观念。

(3)见习过程中严肃认真、尊重、理解、关爱孕产妇,不在孕妇面前随意讨论病情。

(郭洪花)

实训六 女性生殖系统炎症及生殖内分泌疾病病例讨论

一、学 习 目 标

1. 加深对女性生殖系统炎症及内分泌疾病的理解。
2. 能对女性生殖系统炎症及内分泌疾病进行护理评估,特别是各种阴道炎、慢性宫颈炎、盆腔炎、功能失调子宫出血等疾病。
3. 运用所学知识为女性生殖系统炎症及内分泌疾病病人制订护理措施。
4. 初步学会女性生殖系统炎症及内分泌疾病的健康指导。
5. 在实训中,通过不同角色的扮演,培养对病人的关爱情感、团体合作精神,提高与病人及同事间的沟通能力。

二、准 备

根据各学校的教学资源可选择:医院见习、病例讨论、理论实训一体化等形式。
1. **临床见习** 确定指导老师,选择合适病例;学生分批次名单。强调见习纪律。
2. **病例讨论** 准备好合适病例,设计好相关讨论问题,分好组别。

三、程 序

1. **临床见习** 以 8~10 人为一组,由学院教师或医院的带教老师指导,分组进入不同病区,收集详细的病史资料,并进行必要的护理体检,认真记录,之后小组同学集中到示教室讨论。
2. **病例讨论或情景模拟** 通过多媒体展示病例或观看录像后,提出问题,由学生分组讨论,各小组代表发言或采用角色扮演的方式,互评,最后教师点评并总结归纳。

四、实 训 要 求

通过临床收集资料,必要的体查,分组讨论及角色扮演,要求:
1. 对女性生殖系统炎症及内分泌疾病的相关知识有了进一步的理解。
2. 针对具体的病人(或病例),学生学进行护理评估,并运用所学知识制订出正确的护理措施。
3. 学生在临床见习(或角色扮演)中注意人文关怀,有团体合作精神,提高与人沟通能力。

附:

病例一 王女士,女性,38 岁,孕 2 产 1。自然流产后出现月经周期不规律,经期 8~10 天,且流血量较多,来院就诊。根据病人情况于月经期第 5 天行子宫内膜病理检查,可见部分分泌期子宫内膜。讨论：

　　1. 该病人的临床诊断是什么？

　　2. 该病人目前存在哪些护理问题？

　　3. 请为该病人制订相关的护理措施。

　　病例二　刘女士，女，35 岁。孕 4 产 1，人流术 3 次，腰骶部酸痛 2 年余，在劳累、性交后或月经期腰骶部酸痛加重，伴有下腹部坠胀痛。近期白带增多，偶尔可见血性白带，睡眠欠佳，精神、饮食、大小便正常。盆腔检查：白带较多，呈乳白色黏液状，子宫后位，两侧宫旁增厚变硬，有压痛。

　　讨论：

　　1. 该病人的临床诊断及护理诊断如何？

　　2. 应给予该病人哪些护理措施？

　　3. 对于该病人应给予哪些健康指导？

（高丽玲）

实训七　计划生育手术配合与护理

一、学习目标

1. 识别避孕药物和避孕工具的种类、名称,掌握使用方法。
2. 会进行了放置宫内节育器、取出宫内节育器、输卵管结扎术、人工流产术、引产术的手术用物的准备。学会计划生育各种手术前准备。
3. 了解利用模型进行各种计划生育手术操作流程。
4. 学会计划生育宣教及指导。
5. 引导学生认识到护士在各种妇科临床操作中的医护合作、信息支持和人文关怀的重要性。
6. 培养学生无菌观念,培养严谨细致的工作作风。

二、准　　备

1. **环境**　保持舒适、温暖、安静的环境,减少人员走动。
2. **物品**　计划生育指导模型,输卵管绝育包,人工流产包,引产包,节育器放置取出包各4~6个,人工流产电动吸引器、负压瓶1套,避孕药物及避孕工具若干;双层大包布1块,孔巾1块,小纱布3~4块,干棉球若干,长棉签2支。
3. **受术者**　排空膀胱,取膀胱截石位,外阴及阴道消毒。
4. **手术者**　着装整齐,洗手,穿手术衣。

三、操　作　程　序

【内容】
1. 宫内节育器放置术。
2. 宫内节育器取出术。
3. 负压吸引术。
4. 输卵管结扎术。
5. 引产术。

【方法】
1. 教师示范各种手术操作过程(亦可观看操作录像),具体操作请见书本相关章节。
2. 学生分组用角色扮演方式进行术前注意事项及健康教育内容,教师巡视指导。
3. 抽查学生练习情况,教师对其操作进行点评。

四、实训要求及实训地点

1. **实训地点**　妇产科技能实验室、医院。

2. 实训要求

（1）模拟练习场所宽敞，每个学生都有动手机会。

（2）学生进入医院衣帽着装整洁，遵守医院的规章制度，注意无菌观念。

（3）见习过程中严肃认真、尊重、理解、关爱受术者。

（朱梦照）

实训八 妇产科护理操作技术

一、学习目标

1. 通过模拟训练,熟悉会阴擦洗、会阴湿热敷、阴道灌洗、阴道及宫颈上药的目的、适应证及护理要点。

2. 熟练操作会阴擦洗技术、会阴湿热敷、阴道灌洗、阴道及宫颈上药,学会操作过程中对病人进行整体护理。

3. 培养学生沟通交流的能力,学会人文关怀。

二、准 备

1. **环境** 保持舒适、清洁、通风,减少人员走动。

2. **物品**

(1)处置车 1 辆或治疗盘 1 个,弯盘 1 个、无菌治疗碗 2 个、镊子 2 把、棉球缸 2 个、无菌棉球、无菌治疗碗 2 个、带盖敷料缸 2 个、无菌棉球(大头棉签)、冲洗筒 1 个、带调节夹的橡皮管 1 根、阴道窥器 1 个,纱布,手套 1 副。

(2)常用药物:0.5% 碘伏或 1:5000 高锰酸钾或 0.1% 苯扎溴铵溶液;常用湿热敷药物(0.5% 碘伏、医用凡士林、煮沸的生理盐水或 50% 硫酸镁)。常用阴道灌洗的药物:0.025% 碘伏溶液、1:5000 高锰酸钾溶液、0.2% 苯扎溴铵、生理盐水(41~43℃)等;阴道及宫颈上药的常用药物:根据医嘱准备治疗药物如甲硝唑片、硝酸银溶液、甲紫、克霉唑软膏等。

(3)其他:橡胶单和治疗巾或一次性臀垫、执行单。热源准备:热水袋或红外线灯。

3. **护士** 洗手、戴口罩。

4. **病人** 病人取屈膝仰卧位,脱去对侧裤脚,两腿分开,显露外阴。

三、操 作 程 序

【内容】

1. 会阴擦洗。

2. 会阴湿热敷。

3. 阴道灌洗。

4. 阴道及宫颈上药。

【方法】

组织同学观看相关操作的教学视频或教师利用妇科检查模型及器具进行操作示教。

1. **会阴擦洗的操作步骤**

(1)携用物至病人床前,做好核查及解释,取得配合。

(2)嘱病人排空膀胱,协助取屈膝仰卧位、两腿稍外展,暴露会阴;将橡胶单和治疗巾或一次性臀垫置于病人臀下,注意遮挡。

(3)脱去近侧裤腿,盖在对侧腿上,近侧腿用盖被遮盖或穿上腿套,注意保暖。

（4）双镊操作擦洗会阴：将弯盘、治疗碗置于两腿之间，将消毒棉球置于治疗碗内。

（5）两手各持一把镊子，其中一把用于传递干净的药液棉球，用另一把接过棉球进行擦洗（或用蘸有擦洗药液的大棉签直接擦洗）。一般擦洗 3 遍。

（6）擦洗顺序：第 1 遍顺序自上而下、由外向内，首先擦去外阴的血迹、分泌物或其他污垢。先阴阜（横向）后大腿内上 1/3（顺大腿方向），然后大阴唇、小阴唇（纵向），再擦洗会阴（横向）及肛周（弧形由外向肛门），最后肛门（弧形）。

（7）第 2 遍以会阴切口或尿道口为中心向外擦，顺序为自上而下、由内而外，防止伤口、尿道口、阴道口被污染。先擦洗会阴伤口或尿道口和阴道口，然后小阴唇→大阴唇→阴阜→大腿内上 1/3→会阴→肛周，最后擦洗肛门。

（8）第 3 遍顺序同第 2 遍。必要时可多擦几遍直至干净。

（9）用干棉球或棉签擦干会阴部，顺序同第 2 次。

（10）撤去用物，协助穿裤子（视情况需要，协助更换干净卫生巾），取舒适体位。

（11）整理床单位及用物，交待注意事项，做好记录。

2. 会阴湿热敷的操作步骤

（1）携用物至床旁，核查病人并解释操作目的、方法及效果，取得配合。

（2）嘱病人排空膀胱，屏风遮挡。

（3）取屈膝仰卧位、两腿稍外展，暴露会阴，臀下垫一次性会阴垫。

（4）先行会阴擦洗，清洁外阴污垢，干纱布擦干。

（5）换置新的会阴垫于病人臀下。

（6）将凡士林膏薄层涂于拟湿热敷部位，盖上无菌纱布。

（7）操作者双手持长镊或血管钳将浸泡在 40℃ 左右热水或加热的 50% 硫酸镁溶液中的湿纱布或敷料取出，尽可能挤出水分，展开覆盖于纱布外。

（8）盖上棉垫，丁字带固定。用热水袋或电热包放在棉垫外或用红外线灯照射，距离 20cm。保持湿热敷温度。

（9）一般每 3～5 分钟更换热敷棉垫 1 次，用电热包或红外线灯照射者适当延长更换敷料时间。湿热敷时间为 15～30 分钟。

（10）湿热敷完毕，取下敷料，观察湿热敷的效果及局部皮肤颜色有无异常。

（11）撤去用物。

（12）协助病人穿好衣裤，整理床单位，交代注意事项并洗手记录。

3. 阴道灌洗的操作

（1）备齐物品，携带用物至床旁，做好核对解释工作。

（2）嘱病人排空膀胱，协助病人上妇科检查床并取截石卧位。铺橡胶单或一次性臀垫于臀下（也可在病床上操作，臀下放置便器）。

（3）脱去近侧裤腿，盖在对侧腿部，近侧腿用盖被遮盖或穿好腿套，暴露会阴。

（4）将装有灌洗液的灌洗筒悬挂于床旁，距离床沿高度 60～70cm，排气试水温。

（5）右手持冲洗头，先用灌洗液冲洗外阴部。

（6）左手分开小阴唇，将灌洗头沿阴道壁方向缓慢插入至后穹隆。边冲洗边在阴道内转动，当剩少量液体时（约 100ml），夹紧橡皮管取出灌洗头及阴道窥器，将剩余的液体再次冲洗外阴部。

（7）扶病人坐在便盆上,待阴道内的液体流尽(或指导病人轻轻咳嗽把阴道内液体排尽),用干纱布擦干外阴。

（8）协助病人穿好衣裤下床。

（9）撤去用物,整理床单位及用物,交待注意事项,洗手并记录。

4. 阴道、宫颈上药的操作步骤

（1）携带用物至检查室,做好核对解释工作,指导病人配合。

（2）嘱病人排空膀胱,协助病人躺到妇科检查床上,取膀胱截石位。

（3）先行阴道灌洗(病人在家上药时可先坐浴),用阴道窥器暴露阴道及宫颈,擦净阴道及宫颈分泌物。

（4）不同剂型上药的方法

1）栓剂、片剂、丸剂:阴道窥器扩张阴道,操作者戴手套后直接放于后穹隆部,或将药片用带线大棉球紧塞于宫颈部,线尾留在阴道口外。再将阴道窥器取出。若是病人自行放药,做好在临睡前洗净双手,左手分开大小阴唇,右手示指戴手套将药片向阴道后穹隆推进至示指完全伸入为止。

2）粉剂:阴道窥器扩张阴道,暴露宫颈及阴道,用敷料钳将蘸药粉的有线棉球轻轻推至子宫颈部或患处,将线头露 1～2cm 于阴道口外,嘱病人 12～24 小时后牵引线头自行取出棉球。

3）油膏、液状:阴道窥器扩张阴道,暴露宫颈及阴道,用长棉签蘸取所需要的油膏或药液上于宫颈或阴道病变处,上药时转动阴道窥器,使阴道四壁能涂满油膏或药液。

（5）上药后取出阴道窥器,整理用物。交代注意事项,洗手并记录。

四、实 训 要 求

1. 进入实训室衣帽着装整洁,遵守实训室的规章制度,培养无菌观念。

2. 学生应严肃认真,操作过程中关爱、照顾并与"病人"沟通,充分融入角色的扮演。学生每 4～6 人一组。

3. 操作完毕由学生负责整理、清洗用物。

（黄颖红）

实训九 妇产科常用手术的配合及护理

一、学 习 目 标

1. 通过模拟训练,对会阴切开缝合术、胎头吸引术、产钳术、臀位牵引术、人工胎盘剥离术及剖宫产术的适应证、操作步骤及护理配合原则有一个感性认识。

2. 通过模拟操作,熟悉会阴切开缝合术、胎头吸引术、产钳术、臀位牵引术、人工胎盘剥离术及剖宫产术的操作流程,学会对操作过程中对产妇进行整体护理。

3. 培养学生的沟通交流的能力,学会人文关怀。

二、准 备

1. 环境 保持舒适、清洁、通风,减少人员走动。

2. 物品

(1)无菌产包(内有弯盘、治疗碗、会阴侧切剪或钝头直剪1副、线剪、7号长针头1枚、血管钳2~3把、有齿镊1~2把、无齿卵圆钳3把、持针器1把、三角针和圆针各1枚、带尾纱布2块、无菌手术衣、腿套2条、双层臀单2块、治疗巾6块、洞巾、脐带包、纱布若干);剖宫产包(内有弯盘1个、卵圆钳6把、弯血管钳6把、手术刀柄1号和7号各1把、刀片3个、小无齿镊2把、大无齿镊1把、直血管钳8把、持针器3把、吸引器头1个、甲钩2个、腹钩2个、子宫下段拉钩2把、直剪1把、弯剪1把、宫肌剪1把、三角针和圆针、缝线、纱布若干);胎头吸引器1个、50ml注射器1副或负压吸引器、血管钳2把、一次性吸引管、消毒液状石蜡、无菌手套、导尿包。

(2)药物准备:0.5%普鲁卡因20ml或2%利多卡因5~10ml、生理盐水、0.5%碘伏。

(3)新生儿抢救用物:新生儿辐射台、负压吸引设备、一次性吸痰管、供氧设备、吸氧面罩、抢救药品及新生儿保暖用品等。

(4)其他用物:无菌手套、20ml注射器1副、肠线、丝线、快速消毒液、一次性导尿包,会阴切开缝合模型。

3. 护士 洗手、戴口罩。

4. 产妇 取膀胱截石位,显露外阴,消毒外阴并铺巾。

三、操 作 程 序

【内容】

1. 会阴切开缝合术。

2. 胎头吸引术。

3. 产钳术。

4. 臀位牵引术。

5. 人工胎盘剥离术。

6. 剖宫产术。

【方法】

教师在模型上示教或观看会阴切开缝合术、胎头吸引术、产钳术、臀位牵引术、人工胎盘剥离术的视频操作过程,熟悉各项手术操作的护理配合。

1. 会阴切开缝合术操作步骤

(1)向产妇解释会阴切开缝合术的目的和必要性,取得配合。

(2)麻醉:抽取0.5%普鲁卡因20ml或2%利多卡因5~10ml于肛门与坐骨结节连线中点处进针,先打一皮丘,再将针头刺向坐骨棘内侧1cm处注射药液,最后将针头抽回至皮下,沿待切开的大小阴唇、会阴体皮下做扇形注射。药液切不可注入血管内。

(3)会阴切开:术者左手中、示两指伸入胎先露和阴道侧后壁之间,撑起阴道壁。右手持会阴侧切剪于会阴后联合正中偏左约0.5cm处,向左下方与会阴联合正中线呈45°放置。待宫缩会阴体紧绷时,垂直于会阴体,切开会阴皮肤及黏膜3~5cm。

(4)会阴缝合:待胎盘、胎膜完全娩出后检查阴道及宫颈确定无裂伤后,放置一带尾纱布卷于阴道内。检查会阴切口,从阴道黏膜切口顶端上方0.5~1cm处,用0号或1号肠线从开始间断或连续缝合阴道黏膜及黏膜下组织,直至处女膜外缘打结。采用2/0可吸收线间断或连续缝合会阴部肌层及皮下组织,常规丝线间断缝合皮肤(皮内缝合)。

(5)检查:缝合完毕将带尾纱布取出,并常规肛诊检查有无缝线穿透直肠黏膜及阴道后壁血肿。

2. 胎头吸引术的操作步骤

(1)行会阴后-侧切开:术者左手中、示两指伸入胎先露和阴道侧后壁之间,撑起阴道壁。右手持会阴侧切剪于会阴后联合正中偏左约0.5cm处,向左下方与会阴联合正中线成45°角。宫缩时侧切剪刀垂直于会阴体剪开约3~5cm。注意黏膜与皮肤切口长度一致。如行阴道助产或评估胎儿较大时,切口可略长。剪开后立刻用纱布局部压迫止血并结扎出血小动脉。

(2)放置胎头吸引器:润滑胎头吸引器头端,以一手示、中指伸入阴道内撑开阴道壁,另一手将吸引器沿阴道后壁送入,使吸引器头端完全滑入阴道内并与胎头紧贴。

(3)检查调整吸引器:用右手示指沿吸引器头端边缘检查1周,确定开口端与胎头紧贴,无阴道壁或宫颈组织夹于其间。并调整吸引器的横柄,使之与胎头矢状缝一致,作为旋转胎头的标记。

(4)抽吸形成负压:调节负压吸引器使负压在200~300mmHg,或用橡皮管连接抽吸器,用空针筒抽吸吸引器使之成负压,一般抽吸150~200ml空气即可,抽空后钳夹抽气管。

(5)牵引吸引器:待胎头与吸引器衔接紧密,形成产瘤后,依据正常胎头娩出机制沿产轴方向缓慢牵引,牵引时配合宫缩及腹压进行。当胎头枕部抵达耻骨联合下缘后,将吸引器向外向上牵引使胎头渐渐仰伸娩出。注意保护好会阴。

(6)取出吸引器:待胎头娩出阴道口后,松解吸引管,解除负压后取出吸引器。

3. 产钳术的操作步骤

(1)术前准备:消毒、铺巾、导尿,评估行产钳助产的条件。

(2)行会阴后-侧切开。

(3)放置产钳:右手四指并拢涂润滑油伸入胎头与阴道壁之间,触及胎耳后,左手持左叶钳柄将左叶插入胎头与手掌之间。继而右手引导钳叶深入阴道并向逆时针方向旋转达胎头左侧,钳叶及钳柄与地面平行,助手固定钳柄。左手伸入阴道,右手持右叶钳柄按前述方法放置右叶。

（4）扣合钳锁：产钳右叶在上，左叶在下，两钳叶柄平行交叉，扣合锁住，钳柄对合。

（5）牵引产钳：宫缩时术者向外、向下缓慢牵拉产钳，然后再平行牵拉。当胎头枕骨结节露出耻骨弓时，逐渐将钳柄向上向外提，使胎头仰伸娩出。

（6）撤出产钳：当胎头仰伸，额部娩出后即松开锁扣，撤出右钳叶后，左钳叶上提胎头时滑出，而后按分娩机制娩出胎体。

4. 臀位牵引术操作步骤

（1）术前准备：建立静脉通路，其他准备同产钳术。

（2）行会阴后-侧切开术。

（3）堵臀：见胎儿下肢露于阴道口时，用消毒巾盖住阴道口。宫缩时用手掌堵住阴道口以免胎足过早脱出。待宫口开全后，行会阴侧切方可准备助产。

（4）牵出下肢及臀部：足先露或混合性臀先露时，一手伸入阴道内夹住一胎足牵出阴道，随即将臀部牵出。

（5）牵出躯干：双手握胎儿骨盆两侧，拇指置于背部，其余四指在腹部，牵引躯干。边牵引边使胎儿保持背部向上，使其呈仰卧姿势，双肩径与骨盆入口斜径或横径一致，以便通过骨盆入口。

（6）牵引胎头：胎肩及上肢娩出后，将胎背转向正前方，使胎头矢状缝与骨盆出口前后径一致，助手在耻骨联合上方下压胎头使胎头俯曲。术者将胎体骑跨在左前臂上，左手中指伸入胎儿口中内压下颌，示指和无名指置于胎儿上颌骨部。右手中指压低胎头枕部，示指和无名指置于胎儿双肩及锁骨上。两手一同施力，沿产轴向下牵引胎头。当胎头枕部达耻骨联合下缘时，将胎体上举，以枕部为支点，使胎儿额部、口、鼻、额部及顶部相继娩出。

5. 剖宫产术的操作步骤

（1）术前准备：交叉配血、行药敏试验、腹部准备同一般开腹手术、导尿、消毒及铺巾。

（2）麻醉：首选硬膜外麻醉，特殊情况也可采用局麻或全麻。

（3）切开腹壁：取下腹正中纵切口或耻骨联合上横切口 12～15cm，逐层切开腹壁，进入腹腔。

（4）暴露子宫下段：剪开子宫下段膀胱腹膜反折、分离下推膀胱暴露子宫下段，扶正子宫位置，塞入盐水纱布，保护肠管。

（5）切开子宫及缝合：在已暴露的子宫下段前壁正中做一小横切口，然后用两手示指，将切口向左右两侧做钝性撕开或切开，长度 10～12cm，刺破胎膜，取出胎儿及胎盘。缝合子宫切口及腹膜反折，清理腹腔，清点敷料及器械无误，缝合腹壁各层直至皮肤。

四、实训要求及实训地点

1. 进入医院衣帽着装整洁，遵守医院的规章制度，注意无菌观念。

2. 见习过程中严肃认真、尊重、理解、关爱产妇，不在产妇面前随意讨论病情。

3. 学生应严肃认真，模拟操作过程中关爱、照顾并与"病人"沟通，充分融入角色的扮演。学生每 4～6 人一组。

4. 可在学校实训室的模拟产房、医院产房、医院手术室见习相关手术过程，如见习有困难，可组织同学观看的教学操作视频。

（黄颖红）

第二部分 学习指导

第一章 女性生殖系统解剖与生理

【重点、难点精编】

第一节 女性内、外生殖器官及邻近器官

一、外生殖器官

外生殖器包括阴阜、大小阴唇、阴蒂、前庭大腺、尿道口及阴道口等。

二、内生殖器官

女性内生殖器包括阴道、子宫、输卵管及卵巢,后两者常被称为子宫附件。

1. **阴道** 阴道为月经血排出与胎儿娩出的通道,也是性交器官。阴道分为前、后、左、右穹隆,后穹隆较深。阴道黏膜有横行皱襞,伸展性大。阴道呈酸性环境,有防止致病菌繁殖的作用。阴道上皮细胞受卵巢性激素的影响而发生周期性变化。阴道上皮细胞涂片检查是了解卵巢功能的方法之一。

2. **子宫**

(1)位置和形态:子宫是产生月经和孕育胎儿的器官。成年女性子宫呈轻度前倾前屈位,如倒置的前后略扁的梨形器官。子宫 7~8cm、宽 4~5cm、厚 2~3cm。子宫可分为底、体与颈三个部分。宫腔呈倒置三角形,容量约为 5ml。子宫峡部,长约 1cm,临产时形成子宫下段。宫颈外口未产者呈圆形,已产者因分娩时裂伤多呈"一"字形。宫体与宫颈比例因年龄而异,婴儿期为 1:2,生育期为 2:1,老年期为 1:1。宫颈黏膜受卵巢激素影响可发生周期性变化,宫颈外口鳞柱状上皮交界处是宫颈癌好发的部位。

(2)组织结构:子宫壁由外向内分为浆膜层、肌层及黏膜层(即内膜层)三层,黏膜又分功能层与基底层两部分。功能层发生周期性变化而形成月经,基底层无周期性变化。分娩后子宫肌层收缩可止血。子宫浆膜层在前方形成膀胱子宫陷凹,在后方形成直肠子宫陷凹,此为腹腔最低部分,与阴道后穹隆相邻,经阴道后穹隆穿刺可诊断、治疗疾病。

(3)子宫韧带:子宫韧带有 4 对。圆韧带有维持子宫前倾的作用,阔韧带维持子宫位于盆腔的中央,主韧带是固定宫颈位置的重要韧带,宫骶韧带将宫颈向后上方牵引维持子宫于前倾位。

3. **输卵管** 输卵管长 8~14cm。由内向外分为 4 部,即间质部、峡部、壶腹部、伞部,伞

部有"拾卵"作用。输卵管由浆膜、平滑肌及黏膜三层组成。输卵管受卵巢激素影响也有周期性变化。

4. **卵巢**　卵巢为女性生殖腺,有产生卵子及分泌性激素的功能。卵巢呈扁椭圆形,左右各一,成年妇女的卵巢约 4cm×3cm×1cm 大小,5~6g 重,灰白色。卵巢由里向外为髓质、皮质及生发上皮。髓质内含血管、神经和淋巴管,皮质含有卵泡及黄体和白体等,卵巢外覆生发上皮。

三、邻近器官

女性尿道短而直,邻近阴道,易感染。膀胱为一壁薄的空腔器官。膀胱充盈与否影响子宫位置。输尿管为一对索状长管,近宫颈约 2cm 处与子宫动脉交叉,妇科手术时应避免损伤输尿管。直肠前面与子宫及阴道后壁相邻,后面为骶骨,上接乙状结肠,下连肛管。分娩及妇科手术时应注意保护直肠、肛管。阑尾位于右髂窝内,邻近女性右侧附件,阑尾炎时可能受累及。

第二节　女性骨盆

一、骨盆的结构

1. **骨盆的组成**　骨盆是由骶骨、尾骨和两块髋骨组成。骨盆的关节包括耻骨联合、骶髂关节及骶尾关节。骨盆有骶结节韧带和骶棘韧带两对。

2. **骨盆的分界**　耻骨联合上缘、两侧髂耻线及骶岬上缘的连线形成骨盆界线。该界线上为大骨盆或称假骨盆,下为小骨盆或真骨盆。假骨盆与分娩无关,真骨盆是胎儿分娩的骨产道。

二、骨盆的平面及其径线

1. **入口平面**　为横椭圆形。入口前后径长 11cm,入口横径长 13cm,入口斜径长 12.75cm。

2. **中骨盆平面**　为骨盆最小平面,似纵椭圆形,前后径长 11.5cm,横径即坐骨棘间径,长 10cm。

3. **出口平面**　由两个不在同一平面拥有共同底边的三角形组成。坐骨结节间径,也称出口横径,长 9cm。出口前后径长 11.5cm,前矢状径长 6cm,后矢状径平均 8.5cm。如出口横径略短,而后矢状径较长,两径之和 >15cm 时,一般大小的胎头可充分利用后三角区从阴道娩出。

三、骨盆轴及骨盆倾斜度

1. **骨盆轴**　又称产轴,直立时,此线上段向下向后、中段向下、下段侧向下向前。

2. **骨盆倾斜度**　正常为 60° 左右。

第三节　女性骨盆底

1. 外层　由会阴浅筋膜及其深面的球海绵体肌、坐骨海绵体肌、会阴浅横肌和肛门外括约肌组成。

会阴有广义和狭义之分,广义的会阴是指封闭骨盆出口的软组织。狭义的会阴指阴道口和肛门之间的一段软组织。起对盆底重要支持作用。

2. 中层　由上、下两层坚韧的筋膜及其间的一对会阴深横肌及尿道括约肌组成。

3. 内层　是骨盆底最坚韧的一层,由肛提肌及其内、外覆盖的筋膜组成。对盆腔有最重要的支持作用。

第四节　女性生殖系统生理

一、女性一生各阶段的生理特点

1. 新生儿期　出生 28 天内。外阴较丰满,少量阴道流血,乳房少许泌乳。

2. 儿童期　从出生 28 天至 12 岁左右。8 岁前身体持续生长发育,生殖器官处于幼稚状态。8 岁后,卵巢有少数卵泡发育,但不成熟。髋、胸及耻骨前等处皮下脂肪渐增多,乳房开始发育。

3. 青春期　从月经来潮至生殖器官发育成熟。外生殖器官变为成人型,内生殖器官生长发育迅速,第二性征明显,月经来潮。月经初潮后排卵尚不规律,所以月经常不规律。

4. 性成熟期　18 岁开始,持续约 30 年。身体各部分发育成熟,有周期性排卵及月经,具有生育能力。

5. 绝经过渡期　开始于 40 岁,历时长短不一。分绝经前期、绝经、绝经后期。卵巢功能由活跃转入衰退,排卵不规律,月经不规律,最后绝经。

6. 绝经后期　指绝经后的时期,卵巢功能进一步衰退,生殖器官逐渐萎缩。60 岁以后为老年期,卵巢功能完全衰竭,生殖器官萎缩老化。

二、卵巢的功能及周期性变化

1. 卵巢功能　卵巢具有排卵和分泌性激素功能。

2. 卵巢的周期性变化

(1)卵泡的发育与成熟:生育期卵巢每月有一批卵泡发育,但一般只有一个成熟排出,其余卵泡闭锁。女性一生中仅能排出 400 ~ 500 个成熟卵子。

(2)排卵:多发生在下次月经来潮前 14 天左右。

(3)黄体形成与退化:排卵后形成血体,随后形成黄体,排卵后 7 ~ 8 天形成成熟黄体,如未受精,排卵后 9 ~ 10 天黄体开始退化,黄体平均寿命为 14 天,黄体萎缩后来月经。退化的黄体形成白体。

3. 卵巢分泌的性激素　雌激素可促进卵泡发育,促使子宫发育,内膜呈增生期改变。宫颈黏液稀薄,便于精子通过。增强子宫肌对催产素的敏感性。促进输卵管的发育及蠕动。

促使阴道上皮细胞增生、角化,增强局部抵抗力。促使乳腺管增生,乳头、乳晕着色。促使体内水钠潴留,降低总胆固醇,促进骨基质代谢。通过负反馈抑制垂体促卵泡成熟激素的分泌,正反馈刺激垂体黄体生成素的分泌。

孕激素使增生期子宫内膜出现分泌现象,宫颈黏液变稠。降低妊娠子宫对催产素的敏感性,有利于妊娠。抑制输卵管的蠕动,调节受精卵的运行。促进阴道上皮细胞脱落,促使乳腺腺泡发育,使基础体温升高约 0.3~0.5℃,促使体内水钠的排泄,通过负反馈抑制垂体促性腺激素的分泌。

雄激素维持女性正常生殖功能及第二性征,促进肌肉骨骼发育,促进红细胞的生成。

4. **卵巢性激素分泌的周期性变化**　排卵前卵巢雌激素形成第一高峰,排卵后黄体成熟时又达到第二高峰,黄体萎缩时雌激素急速下降,月经前最低。孕激素排卵后开始分泌,在黄体成熟时达到高峰,以后逐渐下降。

三、子宫内膜及其他生殖器官的周期性变化

1. **子宫内膜的周期性变化**　增生期(月经周期的第 5~14 天)、分泌期(月经周期的第 15~28 天)、月经期(月经周期第 1~4 天)。

2. **其他生殖器官的周期性变化**

(1)阴道黏膜上皮细胞排卵前增生角化,排卵后大量脱落。

(2)宫颈黏液排卵前分泌量多、稀薄透明,拉丝度可达 10cm 以上,涂片检查见羊齿植物叶状结晶。排卵后分泌量少,黏稠而混浊,拉丝易断,涂片检查见椭圆体。

(3)输卵管的周期性变化:均受雌、孕激素的调控。

四、月经及月经期保健护理

1. **月经**　在下丘脑-垂体-卵巢轴周期性调节下,子宫内膜有规律的周期性脱落及出血形成月经。规律月经是生殖功能成熟的标志之一。

2. **月经初潮**　月经第一次来潮称为月经初潮,初潮年龄多为 13~14 岁,月经初潮的早晚受遗传、营养、气候、环境等因素影响。

3. **月经周期**　两次月经第 1 日的间隔时间,称为月经周期,一般为28~30 天,提前或延后 3 日左右仍属正常。

4. **经期**　月经持续的时间称经期,一般为 2~7 天。

5. **经量**　月经量为 30~50ml,多于 80ml 即月经过多。

6. **经血特征**　月经成分为血液、子宫内膜碎片、宫颈黏液及脱落阴道上皮细胞等。月经血呈暗红色,不凝固,这与子宫内膜剥落时激活血中的纤溶酶原有关。

7. **月经期症状及经期保健要点**　月经期无特殊不适,少数人有腰骶部酸胀不适,膀胱刺激症状,轻度头痛、失眠、精神忧郁、易激动,食欲不振、恶心、呕吐、便秘或腹泻等,一般并不严重。加强锻炼、合理营养、作息规律、劳逸结合、情绪稳定、保持清洁、避免寒凉、定期体检、规范用药是经期保健的要点。

五、月经周期的调节

月经周期的调节受下丘脑-垂体-卵巢轴的控制,通过神经和激素反馈实现。

下丘脑分泌 GnRH,刺激垂体分泌 FSH 和 LH,刺激卵泡成熟排卵及黄体形成,并产生雌、孕激素,使子宫内膜发生增生期、分泌期变化,黄体退化,雌、孕激素分泌亦下降,导致子宫内膜的萎缩脱落,月经来潮。

【自测题】

A1 型题

1. 外阴部外伤后最易发生血肿的部位是
   A. 阴阜 　　　　　　　　B. 阴蒂 　　　　　　　　C. 大阴唇
   D. 小阴唇 　　　　　　　E. 会阴部

2. 未生育过的成年妇女,其子宫大小、子宫腔容积分别为
   A. 7cm×5cm×3cm,10ml 　　　　B. 8cm×6cm×4cm,10ml
   C. 7cm×5cm×3cm,5ml 　　　　　D. 5cm×4cm×2cm,5ml
   E. 4cm×3cm×2cm,5ml

3. 关于子宫的描述,正确的是
   A. 成年女子的子宫长 7~8cm、宽 4~5cm、厚 4~5cm
   B. 宫体与宫颈之间最狭窄的部分为子宫峡部
   C. 幼女宫体和宫颈的比例是 2:1
   D. 子宫峡部上端是组织学内口
   E. 子宫峡部下端为解剖学内口

4. 输卵管内卵子受精的部位是
   A. 伞部 　　　　　　　　B. 壶腹部 　　　　　　　C. 间质部
   D. 壶腹部与峡部连接处 　　　E. 峡部与间质部连接处

5. 不属于女性内生殖器官的是
   A. 子宫 　　　　　　　　B. 卵巢 　　　　　　　　C. 输卵管
   D. 阴道 　　　　　　　　E. 阴阜

6. 胎儿生长发育的场所是
   A. 阴蒂 　　　　　　　　B. 阴道 　　　　　　　　C. 卵巢
   D. 子宫 　　　　　　　　E. 输卵管

7. 子宫峡部是
   A. 子宫颈阴道部 　　　　B. 子宫颈阴道上部 　　　C. 子宫体最狭窄部分
   D. 子宫颈管最狭窄部分 　　E. 子宫颈与子宫体之间最狭窄部分

8. 宫颈癌的好发部位为
   A. 子宫颈管 　　　　　　B. 宫颈阴道部 　　　　　C. 子宫颈峡部
   D. 子宫颈间质内宫 　　　E. 子宫颈鳞-柱上皮交界部

9. 维持子宫颈位置的韧带是
   A. 圆韧带 　　　　　　　B. 主韧带 　　　　　　　C. 子宫骶骨韧带
   D. 卵巢固有韧带 　　　　E. 阔韧带

10. 维持子宫处于骨盆中央的韧带是
    A. 圆韧带 　　　　　　　B. 卵巢固有韧带 　　　　C. 骨盆漏斗韧带
    D. 子宫骶骨韧带 　　　　E. 子宫阔韧带

11. 女性内生殖器官的邻近器官**不包括**

    A. 膀胱   B. 肾脏   C. 尿道

    D. 盲肠   E. 直肠

12. 月经期保健正确的是

    A. 经期多食辛辣食物   B. 经期可做妇科检查

    C. 注意保暖,避免受寒   D. 应用抗生素预防感染

    E. 勤盆浴,保持外阴清洁

13. 正常骨盆形态为

    A. 入口平面为纵椭圆形

    B. 中骨盆平面为横椭圆形

    C. 骨盆的三个平面均呈纵椭圆形

    D. 骨盆的三个平面均呈横椭圆形

    E. 出口平面呈两个不同平面的三角形

14. 骨产道通常指的是

    A. 骨盆   B. 大骨盆   C. 中骨盆

    D. 真骨盆   E. 假骨盆

15. 骨盆的组成为

    A. 骶骨和尾骨   B. 耻骨、髂骨与尾骨   C. 髂骨、坐骨及耻骨

    D. 髂骨、骶骨和尾骨   E. 骶骨、尾骨及髋骨

16. 骨盆最小平面是指

    A. 入口平面   B. 出口平面   C. 中骨盆平面

    D. 骨盆中上段平面   E. 横椭圆形平面

17. 骨盆入口前后径的正常值是

    A. 9cm   B. 10cm   C. 11cm

    D. 12cm   E. 13cm

18. 骨盆出口横径的正常值是

    A. 9cm   B. 10cm   C. 11cm

    D. 12cm   E. 13cm

19. 骨盆轴是指

    A. 连接骨盆各平面前后径中点而成的假想轴线

    B. 连接骨盆各平面横径中点而成的假想轴线

    C. 连接骨盆各平面中点而成的假想轴线

    D. 连接骨盆各平面任选点而成的假想轴线

    E. 连接骨盆各平面前缘中点而成的假想轴线

20. 妇女骨盆倾斜度的正常值是

    A. 50°   B. 55°   C. 60°

    D. 65°   E. 70°

21. 黄体成熟发生在排卵后

    A. 6~8 天   B. 9~10 天   C. 11~12 天

D. 13 ~ 14 天　　　　　　　　E. 16 ~ 18 天

22. 可使子宫内膜呈分泌期变化的是
    A. 雌激素　　　　　　　B. 孕激素　　　　　　　C. 雄激素
    D. 黄体生成素　　　　　E. 促卵泡素

23. 关于卵巢的生理正确的是
    A. 排卵均由两侧卵巢轮流发生
    B. 排卵期一般在月经过后 14 天
    C. 黄体于排卵后 9 ~ 10 天达高峰
    D. 随着卵泡的发育和成熟,宫颈黏液量由多变少
    E. 黄体能产生孕激素和雌激素

24. 青春期开始的重要标志
    A. 乳房丰满　　　　　　B. 月经初潮　　　　　　C. 年满 13 周岁
    D. 体格生长迅速　　　　E. 子宫及卵巢增大

25. 可使女性基础体温升高的激素是
    A. 雌激素　　　　　　　B. 孕激素　　　　　　　C. 雄激素
    D. 促卵泡素　　　　　　E. 黄体生成素

26. 关于雌激素、孕激素的周期性变化,下列正确的是
    A. 雌激素有一个高峰
    B. 孕激素有两个高峰
    C. 雌激素仅在排卵后 7 ~ 8 日出现高峰
    D. 孕激素在排卵前 2 日出现高峰
    E. 以上都不是

A2 型题

27. 李女士,38 岁。于高处取物时不慎摔下,呈骑跨式,伤及外阴部位,疼痛难忍。出现外阴血肿最常见的部位是
    A. 大阴唇　　　　　　　B. 小阴唇　　　　　　　C. 阴阜部
    D. 阴蒂部　　　　　　　E. 会阴部

28. 章女士,34 岁。以急性腹痛入院。B 超结果为腹腔内有大量液性暗区。为明确积液性质,最好选择穿刺的部位是
    A. 下腹部　　　　　　　B. 阴道前穹隆　　　　　C. 阴道后穹隆
    D. 阴道侧穹隆　　　　　E. 膀胱子宫陷凹

29. 安安,13 岁女生。乳房已发育,尚无月经来潮。下列说法正确的是
    A. 闭经　　　　　　　　B. 儿童期　　　　　　　C. 青春期
    D. 卵巢病变　　　　　　E. 子宫病变

30. 月经周期为 32 天妇女,其排卵一般发生在月经周期
    A. 第 12 天　　　　　　B. 第 14 天　　　　　　C. 第 16 天
    D. 第 18 天　　　　　　E. 第 20 天

31. 王女士,65 岁。出现腰酸腿痛,医生诊断为骨质疏松。可能缺乏的激素是

A. 雌激素 　　　　　　　　B. 孕激素 　　　　　　　　C. 雄激素

D. 促卵泡素 　　　　　　　E. 黄体生成素

A3/A4 型题

(32~34 题共用题干)

李女士,34 岁.月经规律,月经周期是 28 天,在第 24 天进行妇科检查。

32. B 超可见卵巢有

A. 新发育卵泡 　　　　　　B. 成熟卵泡 　　　　　　　C. 血体

D. 黄体 　　　　　　　　　E. 白体

33. 子宫内膜诊刮可见

A. 月经期内膜 　　　　　　B. 增生早期内膜 　　　　　C. 增生晚期内膜

D. 分泌期内膜 　　　　　　E. 萎缩期内膜

34. 宫颈黏液的变化是

A. 量多、稀薄、羊齿状结晶 　　　　B. 量多、稀薄、椭圆体结晶

C. 量少、黏稠、椭圆体结晶 　　　　D. 量少、稀薄、椭圆体结晶

E. 量少、稀薄、羊齿状结晶

(35~38 题共用题干)

吴女士,26 岁。结婚半年,有生育愿望,来门诊咨询排卵期受孕事宜。

35. 如吴女士月经规律,自我监测排卵最简单的方法是

A. 基础体温测定 　　　　　B. 查血激素变化

C. 宫颈黏液结晶检查 　　　D. 阴道脱落细胞检查

E. 子宫内膜诊刮检查

36. 吴女士在月经中期出现基础体温升高,起作用的激素是

A. 雌激素 　　　　　　　　B. 孕激素 　　　　　　　　C. 雄激素

D. 促卵泡素 　　　　　　　E. 黄体生成素

37. 吴女士测基础体温升高,说明的问题是

A. 卵巢无排卵 　　　　　　B. 卵巢已排卵 　　　　　　C. 卵泡刚发育

D. 黄体已成熟 　　　　　　E. 黄体已萎缩

38. 吴女士受孕成功后,维持妊娠的主要激素是

A. 雌激素 　　　　　　　　B. 孕激素 　　　　　　　　C. 雄激素

D. 促卵泡素 　　　　　　　E. 黄体生成素

(冯敬华)

第二章　正常妊娠孕妇的护理

【重点、难点精编】

第一节　妊娠生理

妊娠是胚胎和胎儿在母体内孕育生长的过程。卵子受精是妊娠的开始，胎儿及其附属物从母体内排出是妊娠的终止，全过程约 266 天。若以末次月经的第 1 天开始计算，则约 280 天，即 40 周。

一、受精及受精卵的发育与植入

1. **受精**　精子与卵子结合的过程称为受精。受精一般发生在排卵后的 12 小时内。
2. **着床**　晚期胚泡逐渐埋入并被子宫内膜覆盖的过程，称受精卵植入，也称着床。在受精后第 6~7 天开始，11~12 天结束。
3. **蜕膜的形成**　蜕膜是妊娠后的子宫内膜，依其与胚泡的关系分为底蜕膜、包蜕膜和真蜕膜三部分。

二、胎儿附属物的形成及其功能

胎儿附属物是指胎儿以外的组织，包括胎盘、胎膜、脐带和羊水。

1. **胎盘**
   （1）胎盘的形成：胎盘由羊膜、叶状绒毛膜和底蜕膜构成，是母体与胎儿间进行物质交换的重要器官。
   （2）胎盘的结构：胎盘于妊娠 12 周左右完全形成。妊娠足月的胎盘呈盘状，多为圆形或椭圆形，重 450~650g，直径 16~20cm，厚约 2.5cm，中央厚，边缘薄，分为母体面与胎儿面，胎儿面光滑，表面为羊膜，呈灰蓝色、半透明，中央或稍偏处有脐带附着。母体面粗糙，呈暗红色，由 18~20 个胎盘小叶组成。
   （3）胎盘的功能：①气体交换；②营养物质供应；③排出胎儿代谢产物；④防御功能；⑤合成功能。
2. **胎膜**　由外层的平滑绒毛膜和内层的羊膜组成。
3. **脐带**　是胎儿与胎盘的血管纽带，一端连于胎儿的腹壁脐轮，另一端附着于胎盘的胎儿面。脐带是胎儿与母体进行气体交换、营养物质的供应和代谢产物排出的重要通道，一旦受压，血运受阻，可危及胎儿生命。
4. **羊水**　羊水是充满在羊膜腔内的液体，主要是保护母体和胎儿。临床上可通过羊水检查，监测胎儿成熟度、性别及某些遗传性疾病。

三、胎儿发育及生理特点

1. **胎儿发育**　妊娠前 8 周称胚胎，是主要器官分化形成时期；从第 9 周起称胎儿，是各器官进一步发育成熟的时期。

2. 胎儿的主要生理特点 脐静脉 1 条,出生后闭锁。脐动脉 2 条,出生后闭锁。动脉导管,出生后动脉导管闭锁成动脉韧带。卵圆孔,出生后数分钟开始关闭,6～8 周完全闭锁。胎儿出生后开始自主呼吸,肺循环建立,胎盘循环停止,循环系统血流动力学发生显著变化。

第二节　妊娠期母体变化

一、妊娠期母体主要生理变化

1. 生殖系统的主要变化

(1)子宫:子宫体逐渐增大变软,宫腔容积由非妊娠时约 5ml 增加至妊娠足月时约 5000ml,扩大约 1000 倍。子宫峡部非妊娠时长约 1cm,妊娠后逐渐变软、拉长变薄,成为子宫腔的一部分,临产时长 7～10cm,形成子宫下段,为软产道的一部分。

(2)卵巢:妊娠期略增大,停止排卵,卵泡也不再发育。

2. 乳房的变化 妊娠早期乳房开始增大,充血明显,孕妇自觉乳房发胀或偶有触痛。乳头增大、变黑,易勃起。乳晕颜色加深,乳晕上的皮脂腺肥大形成散在的小隆起,称蒙氏结节。

3. 血液循环系统的变化 血容量自妊娠 6～8 周起开始增加,至妊娠 32～34 周时达高峰,增加 40%～45%,维持此水平至分娩。血浆增加多于红细胞的增加,使血液稀释,呈现生理性贫血。心脏容量从妊娠早期至妊娠末期约增加 10%,心率于妊娠晚期休息时每分钟增加 10～15 次,心脏负担加重。

二、心理社会变化

孕妇常见的心理变化主要表现为惊讶和震惊、矛盾、接受、情绪波动或内省。应帮助孕妇心理调节,确保孕妇及胎儿顺利度过妊娠期、分娩期。

第三节　妊娠的临床表现

根据妊娠不同时期的特点,临床上将妊娠分为三个时期:妊娠 13 周末以前称为早期妊娠;第 14～27 周末称为中期妊娠;第 28 周及其以后称为晚期妊娠。

一、早期妊娠的临床表现

1. 症状特征 停经、早孕反应、尿频。

2. 妇科检查 外阴着色;阴道黏膜及子宫颈充血,呈紫蓝色;妊娠 6～8 周时,双合诊检查子宫峡部极软,子宫体与子宫颈似不相连,称黑加征。

3. 辅助检查

(1)妊娠试验:根据受精卵着床后滋养细胞分泌绒毛膜促性腺激素(HCG)进入母血,并随尿液排出,可用放射免疫学法检测受检者血或尿中 HCG 含量,结果阳性结合临床表现可以诊断为妊娠。

（2）盆腔 B 超检查：是诊断早期妊娠快速准确的方法，妊娠 5 周后可见增大的子宫轮廓内有圆形妊娠环，其中可见胎心搏动。

二、中、晚期妊娠的临床表现

1. **症状特征**　自觉腹部逐渐增大，自觉有胎动（初产妇妊娠 20 周左右、经产妇略提前），妊娠 20 周以后，经腹壁可触及子宫内胎儿的肢体，并且用一般听诊器在孕妇腹壁上可以听到胎心音，临床听到胎心音能够确诊为妊娠且为活胎。

2. **辅助检查**

（1）超声检查：盆腔 B 超检查可显示胎儿数目、胎产式、胎方位、胎先露、有无胎心搏动、羊水的量、胎盘位置及分级，胎儿有无畸形。

（2）胎儿心电图：目前国内常用间接法检测胎儿心电图，通常于妊娠 12 周以后显示较规律的图形，对诊断先天性心脏病有一定的价值。

三、胎产式、胎先露、胎方位

1. **胎姿势**　胎儿在子宫内的姿势称为胎姿势。
2. **胎产式**　胎儿身体纵轴与母体纵轴的关系称胎产式。
3. **胎先露**　胎儿最先进入骨盆入口的部分称为胎先露。纵产式有头先露和臀先露，横产式为肩先露。
4. **胎方位**　胎儿先露部的指示点与母体骨盆的关系称胎方位，简称胎位。在各种胎方位中，只有枕左前、枕右前为正常胎方位，其余均为异常胎方位。

第四节　妊娠期监护

一、孕妇的监护和管理

1. **孕妇的人工监护**

（1）确定孕龄：根据末次月经、早孕反应的时间、胎动出现的时间推算孕龄。

（2）宫底高度及腹围：宫底高度是指耻骨联合上缘到宫底的弧形长度。腹围指绕脐一周的周径。根据子宫底高度、腹围可以估算胎儿的大小。

（3）胎动计数：监测此指标可判断胎儿在宫内的状态，正常胎动每小时 3～5 次，若 12 小时胎动计数 >30 次为正常，<10 次提示胎儿缺氧。

2. **孕妇管理**　实行孕产期系统保健三级管理模式。

二、评估胎儿健康的技术

1. **首先确定是否为高危儿**　高危儿包括：①孕龄 <37 周或 ≥42 周；②高危孕妇的新生儿；③手术产儿；④出生体重 <2500g；⑤出生后 1 分钟 Apgar ≤3 分；⑥新生儿的兄姐有新生儿期死亡。

2. **胎儿宫内情况的监护**（详见第六章第一节"高危妊娠妇女的护理"）

第五节   正常妊娠孕妇的护理

妊娠期的护理管理主要是通过定期的产前检查来实现。

一、护 理 评 估

1. 病史

(1)健康史:了解孕妇年龄、职业、月经史、既往史和手术史、家族史及丈夫健康情况。

(2)孕产史:既往孕产史及本次妊娠过程。

(3)推算预产期(EDC):询问平时月经情况和末次月经(LMP)的日期,推算预产期。计算方法为:按末次月经第 1 日算起,月份减 3 或加 9,日数加 7。若孕妇只知农历日期,应先换算成公历再推算预产期。

2. 身体评估

(1)全身检查:观察孕妇发育、营养、精神状态、身高及步态。身材矮小者(145cm 以下)常伴有骨盆狭窄。检查心肺功能、乳房发育情况、脊柱及下肢有无畸形,测量血压和体重。

(2)产科检查:包括腹部检查、骨盆测量、阴道检查、肛门指诊检查和绘制妊娠图。检查前先告知孕妇检查的目的、步骤,检查时动作尽可能轻柔,以取得合作。检查者若为男医生,则应有女护士陪同,注意保护隐私(见"实训指导")。

3. 营养状况评估

4. 心理社会评估

5. 高危因素评估   重点评估孕妇是否存在下列高危因素:年龄 <18 岁或 >35 岁;残疾;遗传性疾病史;既往有无流产、异位妊娠、早产、死产、死胎、难产、畸胎史;有无妊娠合并症,如心脏病、肝病、肾病、高血压、糖尿病等;有无妊娠并发症,如妊娠期高血压疾病、前置胎盘、胎盘早剥、羊水异常、胎儿生长受限、过期妊娠、母儿血型不符等。

二、护 理 措 施

1. 症状护理

(1)恶心、呕吐:少量多餐、清淡食物。

(2)尿频:及时排空膀胱。

(3)白带增多:保持外阴部清洁。

(4)下肢水肿:左侧卧位、下肢抬高,限制钠盐。

(5)痔疮及下肢、外阴静脉曲张:避免长时站立、下蹲,抬高臀部。

(6)便秘:多吃新鲜蔬菜、水果。

(7)腰背痛:按摩、局部热敷。

(8)下肢痉挛:按摩、热敷、口服钙剂、避免腿部受凉。

(9)失眠:户外活动、喝热牛奶。

(10)贫血:增加含铁食物、补充铁剂。

(11)仰卧位低血压综合征:取左侧卧位。

(12)假丝酵母菌性阴道炎:局部治疗。

2. 健康教育

（1）对妊娠早期妇女做到"三早"：即早期发现、早期检查、早期确诊。

（2）异常症状的判断：孕妇若出现异常表现应立即到医院就诊。

（3）营养指导：帮助孕妇制订合理的饮食计划，以满足自身和胎儿的双重需要，并为分娩和哺乳做准备。

（4）衣着与卫生：孕妇的衣着要宽松舒适。要注意口腔卫生，应经常洗澡、勤换衣服、避免盆浴。保持外阴部清洁，严禁做阴道冲洗或灌洗，以防感染。

（5）性生活指导：妊娠早期应尽量避免性生活，以免因兴奋和机械性刺激引起盆腔充血，导致子宫收缩引起流产，同时还可避免细菌带入阴道引起的感染。妊娠32周后应避免性生活，以防胎膜早破、早产、胎盘早剥及感染。

（6）避免接触有害物质。

（7）指导孕期用药：妊娠前3个月用药要慎重，若病情需要应在医师的指导下合理用药。

（8）乳房护理：孕24周以后，每日用温开水擦洗乳头直至分娩，并在乳头上涂以油脂，以免产后哺乳时发生皲裂。乳头过于平坦或内陷者，应尽早用手指向外旋转牵拉矫正，15～20次/日，避免产后新生儿吸吮困难。妊娠期乳房增大，上衣不宜过紧，宜选择合适的乳罩防止乳房下垂。

（9）孕期自我监护：听胎心音与胎动计数。

（10）胎教指导：胎教是有计划、有目的地为胎儿的生长发育实施最佳措施，也是母亲与胎儿之间一种愉快的互动方式。

1）音响胎教：包括音乐胎教和语言胎教。

2）运动胎教：主要是触觉与动作协调训练。

（11）分娩准备指导。

【自测题】

A1 型题

1. 产科复诊一般**不再**检查的项目是
   A. 测血压 　　　　　　　　B. 胎方位 　　　　　　　　C. 听胎心
   D. 测体重 　　　　　　　　E. 骨盆外测量

2. 以下是孕妇的检查项目，属于正常的是
   A. 血压 140/95kPa 　　　　B. 胎心 157 次/分 　　　　C. 体温 38.8℃
   D. 呼吸 28 次/分 　　　　　E. 胫骨前凹陷性水肿

3. 下列骨盆外测量中**错误**的是
   A. 髂棘间径 23～26cm 　　B. 髂嵴间径 25～28cm 　　C. 骶耻外径 16～18cm
   D. 坐骨结节间径 8.5～9.5cm 　　E. 耻骨弓角 90°

4. 目前对于月经周期正常规律的妇女，最简单易行而且最常用的推算预产期的依据是
   A. 末次月经干净之日 　　　B. 末次月经开始之日 　　　C. 初觉胎动时间
   D. 早孕反应开始的时间 　　E. 胎儿大小和宫底高度

5. 下述可以确诊早孕的是
   A. 恶心呕吐 　　　　　　　B. 停经 　　　　　　　　　C. 乳房增大
   D. 子宫增大 　　　　　　　E. B 超显示胎心

6. 胎产式是
   A. 胎儿纵轴与母体骨盆的关系
   B. 胎儿纵轴与母体纵轴的关系
   C. 胎儿先露部与母体纵轴的关系
   D. 胎儿先露部与母体骨盆轴的关系
   E. 胎儿在母体内的姿势

7. 一般初产妇开始自觉胎动的时间是在妊娠的
   A. 第 12 ~ 15 周   B. 第 16 ~ 20 周   C. 第 22 ~ 24 周
   D. 第 25 ~ 26 周   E. 第 27 周以后

8. 有关孕期检查的四步触诊法,下列**错误**的是
   A. 可以了解子宫的大小、胎先露、胎方位等情况
   B. 第一步是双手置于宫底部了解宫底高度,并判断是胎头还是胎臀
   C. 第二步是双手分别置于腹部两侧,辨别胎背及胎肢的方向
   D. 第三步是双手置于耻骨联合上方,判断先露部为头还是臀
   E. 第四步是双手向骨盆入口方向插入,进一步检查先露部,并确定入盆程度

9. 关于孕期保健,下列叙述**错误**的是
   A. 妊娠期衣服应以宽松为宜   B. 妊娠中、晚期提倡坐位淋浴
   C. 散步是孕妇最好的运动方法   D. 妊娠期间应禁止性生活
   E. 认真做好产前检查

10. 胎心音听诊部位**不正确**的是
    A. 枕左前位,母腹脐下左侧   B. 枕右前位,母腹脐下右侧
    C. 骶左前位,母腹脐下左侧   D. 骶右前位,母腹脐上右侧
    E. 肩先露,母腹脐周围

11. 正常孕妇妊娠晚期体重增加,每周**不应**超过
    A. 0.25g   B. 0.5kg   C. 0.75kg
    D. 1.0kg   E. 1.25kg

12. 妊娠晚期孕妇休息时宜取体位是
    A. 仰卧位   B. 半卧位   C. 左侧卧位
    D. 自由体位   E. 头脚各抬高 15°

13. 孕妇自我监护最简便的方法是
    A. 胎心音计数   B. 胎动计数   C. 超声检查
    D. 胎儿电子监护   E. 测量宫高、腹围

14. 可测胎儿肺成熟度的检查是
    A. 血清胎盘生乳素   B. 卵磷脂与鞘磷脂比值   C. 无应激试验
    D. 催产素激惹试验   E. 胆红素测定

15. 测量骶耻外径的后据点是
    A. 第 5 腰椎棘突下   B. 腰骶部菱形窝的菱形下角
    C. 腰骶部菱形窝的中央   D. 髂后上棘连线中点下 2 ~ 2.5cm
    E. 第 4 腰椎棘突下方

16. 妊娠期血容量增加达高峰是在
    A. 24~26 周　　　　　　　B. 27~28 周　　　　　　C. 29~30 周
    D. 32~34 周　　　　　　　E. 36~40 周

17. 目前国内统一的围生期的时间范围是
    A. 妊娠满 20 周至产后 1 周　　　B. 妊娠满 20 周至产后 2 周
    C. 妊娠满 28 周至产后 1 周　　　D. 妊娠满 28 周至产后 2 周
    E. 妊娠满 28 周至产后 4 周

18. 下述提示胎儿在宫内有危险的是
    A. 妊娠 42 周　　　　　　　　　B. 估计胎儿体重 4000g
    C. 12 小时胎动数 3~5 次　　　　D. E/C 比值 20
    E. NST 有反应

19. 预防新生儿颅内出血的关键措施为
    A. 出生后及时吸氧　　　　　　B. 及时注射维生素 K$_1$
    C. 出生后积极建立呼吸　　　　D. 加强孕产期保健
    E. 保持安静,少搬动

20. 观察阴道壁、子宫颈情况所用的检查方法是
    A. 外阴检查　　　　　　　　B. 阴道窥器检查　　　　C. 双合诊检查
    D. 三合诊检查　　　　　　　E. 肛腹诊检查

21. 孕 30 周,骶左前位,胎心音的听诊部位应在
    A. 脐下左侧　　　　　　　　B. 脐下右侧　　　　　　C. 脐上右侧
    D. 脐上左侧　　　　　　　　E. 脐周

22. 早孕最早、最重要的症状是
    A. 停经　　　　　　　　　　B. 腹泻　　　　　　　　C. 尿频
    D. 乳房胀痛　　　　　　　　E. 食欲缺乏

23. 产妇落实避孕措施的时间是在产后
    A. 2 周　　　　　　　　　　B. 4 周　　　　　　　　C. 6 周
    D. 8 周　　　　　　　　　　E. 12 周

24. 首次产前检查最好进行的时间
    A. 确定妊娠时　　　　　　　B. 妊娠 16 周　　　　　C. 妊娠 20 周
    D. 妊娠 24 周　　　　　　　E. 妊娠 28 周

25. 末次月经为 2006 年 5 月 4 日,预产期应为次年的
    A. 2 月 9 日　　　　　　　　B. 2 月 10 日　　　　　C. 2 月 11 日
    D. 3 月 2 日　　　　　　　　E. 3 月 5 日

26. 有关胎心音,错误的是
    A. 正常胎心每分钟 120~160 次
    B. 横位在脐周听取
    C. 右骶前位在母腹脐上右侧听取
    D. 头先露在母腹脐上两侧听取
    E. 妊娠 6 个月前,胎心音多在脐下正中线处听到

27. 测定胎盘功能的方法**不包括**

　　A. B 超　　　　　　　　　　B. 胎动计数　　　　　　　C. 雌三醇测定

　　D. 胎儿电子监护　　　　　　E. 血清胎盘生乳素测定

28. 孕妇孕期保健措施中，**不妥**的是

　　A. 孕 3 个月内慎用治疗早孕反应的药

　　B. 孕 12 周前避免性生活

　　C. 每晚 8 小时睡眠，午休 1 ~ 2 小时

　　D. 睡眠时应多取右侧卧位

　　E. 孕 24 周起每日用手轻捏乳头数分钟

29. 受精卵开始着床一般开始于受精的第

　　A. 1 ~ 3 天　　　　　　　　B. 4 ~ 5 天　　　　　　　C. 6 ~ 8 天

　　D. 9 ~ 10 天　　　　　　　E. 11 ~ 12 天

30. 妊娠末期白细胞增多，但一般为

　　A. $(10 ~ 15) \times 10^9 /L$　　　　B. $(12 ~ 17) \times 10^9 /L$　　　C. $(14 ~ 19) \times 10^9 /L$

　　D. $(16 ~ 18) \times 10^9 /L$　　　　E. $(18 ~ 20) \times 10^9 /L$

31. 20 周末胎儿发育特征为

　　A. 吸吮发育良好　　　　　　B. 四肢活动活泼

　　C. 指甲已超过指端　　　　　D. 临床上用普通听诊器可听到胎心

　　E. 身长 25cm，皮下脂肪发育良好

32. 下述**不属于**胎儿附属物的是

　　A. 胎盘　　　　　　　　　　B. 子宫肌壁　　　　　　　C. 羊水

　　D. 脐带　　　　　　　　　　E. 胎膜

33. 脐带中的静脉数是

　　A. 5 条　　　　　　　　　　B. 4 条　　　　　　　　　C. 3 条

　　D. 2 条　　　　　　　　　　E. 1 条

34. 正常足月妊娠时，羊水量约为

　　A. 350ml　　　　　　　　　B. 500ml　　　　　　　　C. 800ml

　　D. 2000ml　　　　　　　　E. 2500ml

35. 关于产前检查的时间，**错误**的是

　　A. 孕 12 周内建立围生期保健卡　　B. 孕妊娠 20 周进行全面产科检查

　　C. 孕 28 周后每 4 周检查一次　　　D. 孕 36 周后每 1 周检查一次

　　E. 高危妊娠应增加检查次数

36. 胎盘在妊娠形成时间

　　A. 孕 12 周　　　　　　　　B. 孕 14 周　　　　　　　C. 孕 16 周

　　D. 孕 18 周　　　　　　　　E. 孕 20 周

37. 目前常用的胎盘功能检查方法是测定血、尿和羊水中的

　　A. 皮质醇　　　　　　　　　B. 孕二醇　　　　　　　　C. 雌二醇

　　D. 雌三醇　　　　　　　　　E. 醛固酮

38. 关于胎盘功能描述正确的是

A. 能防止一切细菌通过　　　B. 病毒不能通过胎盘　　　C. 仅能合成雌激素

D. 能防止胎儿受压　　　E. IgG 可以通过胎盘传给胎儿

39. 妊娠早期黑加征是指

　　A. 子宫增大变软　　　　　　B. 子宫呈球形

　　C. 宫颈充血变软,呈紫蓝色　　D. 宫底在耻骨联合上可触及

　　E. 子宫峡部软、宫颈和宫体似不相连

40. 尿妊娠试验是测定尿中的

　　A. 雌二醇　　　　　　　　　B. 雌三醇　　　　　　　C. 孕激素

　　D. 胎盘生乳素　　　　　　　E. 绒毛膜促性腺激素

41. 横产式的胎先露是

　　A. 面先露　　　　　　　　　B. 肩先露　　　　　　　C. 顶先露

　　D. 臀先露　　　　　　　　　E. 枕先露

42. 妊娠 24 周末,宫底高度位于

　　A. 脐上一横指　　　　　　　B. 脐下一横指　　　　　C. 脐上二横指

　　D. 剑突下三横　　　　　　　E. 脐与剑突之间

43. **不属于**产前检查常规内容的是

　　A. 全身检查　　　　　　　　B. 肛查　　　　　　　　C. 推算预产期

　　D. 询问病史　　　　　　　　E. 了解上一次检查结果

A2 型题

44. 刘女士,初孕妇,孕 36 周。四步触诊结果:于子宫底部触到圆而硬的胎头,在耻骨联合上方触到较软而宽、不规则的胎臀,胎背位于母体腹部右前方。胎心音于脐上右侧听到。则胎方位为

　　A. 骶左前　　　　　　　　　B. 骶右前　　　　　　　C. 骶左后

　　D. 枕右前　　　　　　　　　E. 枕左前

45. 李女士,妊娠 34 周。由于长时间仰卧位出现了血压下降的表现,主要原因是

　　A. 回心血量增加　　　　　　B. 回心血量减少　　　　C. 脉压增加

　　D. 脉压减少　　　　　　　　E. 脉率增快

46. 刘女士,忘记末次月经,但肯定提前不少时间分娩,娩出婴儿身长 35cm,体重 1000g,皮下脂肪少,指(趾)甲已长出。估计孕周可能性最大为

　　A. 16 周末　　　　　　　　　B. 20 周末　　　　　　　C. 24 周末

　　D. 28 周末　　　　　　　　　E. 32 周末

47. 吴女士,怀孕前月经规律,现妊娠满 32 周,孕期进展顺利。目前胎儿身长约是

　　A. 50cm　　　　　　　　　　B. 40cm　　　　　　　　C. 45cm

　　D. 35cm　　　　　　　　　　E. 30cm

48. 周女士,妊娠 24 周,产前检查均正常。监护胎儿最简单的方法是

　　A. 胎儿听诊　　　　　　　　B. 自我胎动计数　　　　C. 监测体重

　　D. B 超检查　　　　　　　　E. 激素测定

49. 刘女士,30 岁,妊娠 2 个月,常规骨盆外测量。下列**不是**骨盆外测量的径线

A. 髂棘间径   B. 髂嵴间径   C. 骶耻外径
D. 坐骨结节间径   E. 粗隆间径

50. 章女士,现孕 34 周。她的血容量比未孕时约增加
  A. 30%   B. 35%   C. 40%
  D. 50%   E. 55%

51. 刘女士,妊娠早期突发乙型肝炎。对她的处理是
  A. 继续妊娠,加强产前检查次数   B. 流产后用雌激素回奶   C. 人工流产
  D. 注射乙肝免疫球蛋白   E. 注射乙肝疫苗

52. 李女士,初孕 50 天,向护士咨询,应在妊娠禁止性生活的时间是
  A. 2 个月内及最后 1 个月   B. 2 个月内及最后 2 个月
  C. 3 个月内及最后半个月   D. 3 个月内及最后 1 个月
  E. 3 个月内及最后 2 个月

A3/A4 型题

(53~56 题共用题干)

张女士,末次月经 2012 年 4 月 10 日,现妊娠 36 周。四步触诊法检查结果为宫底是软而宽、形态不规则胎儿部分,耻骨联合的上方为圆而硬、有浮球感的胎儿部分,胎背位于母体腹部左侧。

53. 预产期是
  A. 2013 年 1 月 25 日   B. 2013 年 1 月 17 日   C. 2012 年 7 月 25 日
  D. 2012 年 7 月 17 日   E. 2012 年 12 月 25 日

54. 胎产式是
  A. 纵产式   B. 横产式   C. 臀产式
  D. 肩产式   E. 头产式

55. 胎先露是
  A. 肩先露   B. 臀先露   C. 头先露
  D. 背先露   E. 足先露

56. 胎方位是
  A. 枕左前   B. 枕右前   C. 骶左前
  D. 骶右前   E. 肩右前

(57~60 题共用题干)

王女士,26 岁,新婚 3 个月余。平时月经一向规律,因月经过 14 天而前来就诊。

57. 采集病史时应特别注意询问
  A. 环境改变   B. 个人生活习惯   C. 精神紧张
  D. 晨起恶心、呕吐   E. 既往疾病史

58. 体检重点应是
  A. 心肺听诊   B. 肝脾触诊   C. 乳房视诊
  D. 妇科检查   E. 步态观察

59. 确诊最有价值且简单易行的辅助检查是

　A. 基础体温测定　　　　　　B. 尿妊娠试验　　　　　C. 黄体酮试验

　D. 宫颈黏液涂片干燥后镜检　E. B 型超声检查

60. 经检查确诊为"早孕",护士向该孕妇做孕期保健指导,下列与孕早期胎儿致畸**无关**的因素是

　A. 患病毒性感冒　　　　　　B. 喷洒农药　　　　　　C. 口服叶酸

　D. 口服甲硝唑　　　　　　　E. 吸烟及饮酒

（许晓飞）

第三章　正常分娩产妇的护理

【重点、难点精编】

分娩指妊娠满 28 周及以后,胎儿及胎儿附属物自临产开始,自母体子宫排出的过程。分娩发生在妊娠 28 周至不满 37 周之间为早产;妊娠满 37 周至不满 42 周之间分娩为足月产;妊娠满 42 周及其以后分娩称为过期产。通常将足月妊娠经阴道自然分娩、母儿健康者称为正常分娩,即顺产。

产力、产道、胎儿及产妇的精神心理因素是影响分娩的四大因素。

第一节　决定分娩的因素

一、产　　力

将胎儿及其附属物从宫腔内逼出的力量称为产力。产力包括子宫收缩力、腹壁肌及膈肌收缩力和肛提肌收缩力。

1. 子宫收缩力

(1) 节律性:节律性是子宫最重要的特性,是保证产程中胎儿安全,不发生宫内缺氧的最重要特性。

(2) 对称性和极性。

(3) 缩复作用。

2. 腹壁肌及膈肌收缩力　腹壁肌及膈肌收缩力(简称腹压)是第二产程胎儿娩出的重要辅助力量。

3. 肛提肌收缩力　肛提肌收缩有助于胎先露在骨盆腔内进行内旋转。当胎头枕部位于耻骨弓下时,能协助胎头仰伸及娩出。第三产程有助于已剥离的胎盘娩出。

二、产　　道

产道是胎儿娩出的通道,分为骨产道和软产道两部分。骨产道即骨盆,软产道是由子宫下段、宫颈、阴道、外阴及盆底组织构成的弯曲管道,产道的大小、形态与分娩有着密切的关系。

1. 骨产道　详见第一章"女性生殖系统解剖与生理"。

2. 软产道　子宫下段是由非妊娠时的子宫峡部在妊娠期伸展形成。妊娠 12 周后的子宫峡部逐渐扩展成宫腔的一部分,至妊娠末期被拉长形成子宫下段。临产后的规律宫缩进一步拉长子宫下段达到 7 ~ 10cm,肌壁变薄成为软产道的一部分。

三、胎　　儿

胎儿能否顺利阴道娩出,除了受产力和产道的因素影响外,还取决于胎儿的大小、胎位及有无畸形。

1. 胎儿大小。

2. **胎位**　临床上枕先露最常见,占 95.55% ~ 97.55%。臀先露是最常见的异常胎位,肩先露时,胎体纵轴与骨盆轴垂直,妊娠足月活胎不能通过产道。

3. **胎儿畸形**　胎儿发育异常,致使胎儿某部分的过大,如脑积水、连体儿、巴士水肿胎等,胎头及胎体过大,经过产道时发生困难。

四、精神心理因素

产妇的精神心理状态与许多因素有关。产妇的性格特征、对分娩的理解、对分娩有无心理准备、家庭支持程度、角色的充当以及医务人员的态度等均会影响产妇的心理状态。

第二节　正常分娩妇女的护理

一、枕先露的分娩机制

分娩机制是指自然分娩过程中,胎儿先露部为了适应产道各平面的不同形状以及骨盆轴的走向,进行的一系列适应性转动,经过衔接、俯屈、下降、内旋转等动作,以最小径线通过产道的全过程。分娩机制是一个动态的过程,并不是一个动作后面必然跟随另一个动作。

1. 衔接
2. 下降
3. 俯屈
4. 内旋转
5. 仰伸
6. 胎头复位、胎肩内旋转与胎头的外旋转

二、临产诊断

临产发动前,会有一个缓慢渐进的临产前期,正确地区分和判断临产前期与临产,是正常分娩的第一步,也是最关键的一步。

三、产程分期

总产程即分娩全过程,是指从开始规律宫缩至胎儿胎盘娩出为止。目前临床上将产程人为地划分为三个阶段。

第一产程也称为宫颈扩张期。从出现间歇 5 ~ 6 分钟的规律宫缩开始至宫口开全(10cm)。初产妇宫颈口扩张较缓慢,需要 11 ~ 12 小时;经产妇宫颈扩张较快,需 6 ~ 8 小时。第一产程潜伏期自临产开始,直到宫口开大至 3cm 的一段时间。初产妇潜伏期正常约 8 小时,超过 16 小时称为潜伏期延长。第一产程活跃期自 3cm 到宫口开全为;

第二产程也称胎儿娩出期,指自宫口开全到胎儿娩出。初产妇需 1 ~ 2 小时;经产妇一般数分钟即可完成,一般不应超过 1 个小时。

第三产程也称胎盘娩出期,是指从胎儿娩出后到胎盘娩出,需 5 ~ 15 分钟,不应超过 30 分钟。

四、第一产程妇女的护理

1. **观察产程的进展**

(1)胎心监测:潜伏期时每隔 1 ~ 2 小时听胎心音 1 次,进入活跃期后每 15 分钟听一次胎心音,每次听诊 1 分钟。若胎心音异常及时报告医师。

(2)子宫收缩:潜伏期应每隔 1 ~ 2 小时观察 1 次,活跃期每 15 ~ 30 分钟观察 1 次,一般连续观察至少 3 次宫缩。注意宫缩的节律、间歇时间、持续时间和强度是否有异常,如有异常及时报告医师给予处理。同时应注意产妇是否有异常的主诉。

(3)宫颈扩张和胎头下降程度:根据宫缩及产妇的临床表现,适当的增减检查的次数。掌握产程能进展的规律性,避免产程中不适当的干预。

(4)胎膜破裂及羊水观察:一旦破膜应立即听胎心音,注意观察羊水的颜色、性状及流出量,并记录破膜时间。如羊水呈黄绿色,混有胎粪,应立即阴道检查排除脐带脱垂的可能。破膜超过 12 小时应遵医嘱使用抗生素。

2. **心理护理**

3. **促进舒适**

五、第二产程妇女的护理

1. **观察胎儿宫内情况**   第二产程宫缩强且频繁。需要密切监测胎心,评估胎儿有无急性缺氧情况,通常每 5 ~ 10 分钟听 1 次胎心音。

2. **观察产程的进展**   判断胎先露下降情况,若发现第二产程延长或停滞,应及时查找原因,避免胎头长时间受压。宫口开全后,胎膜多数自然破裂,若仍未破膜,应行人工破膜加速胎头下降。

3. **指导产妇正确使用腹压**   宫口开全后,指导产妇正确运用腹压,提倡产妇自主的用力方式。当胎头着冠后,若宫缩过强时,产妇需听助产士口令,张口哈气以解除胎儿娩出的速度,在宫缩间歇期缓缓用力使胎头缓慢娩出,此配合可以降低会阴裂伤。

4. **心理支持**   告知产程进展的信息,及时提供产程进展,并对产妇的努力给予肯定,坚定了产妇阴道分娩的信心,缓解其焦虑、急躁和恐惧的心理。

5. **接产准备**   会阴常规清洁消毒;铺无菌巾,准备接产。

6. **接产**   接产操作要点是与产妇良好沟通,配合产妇不同体位与用力方式接产,产妇与接产者密切合作控制胎儿的娩出速度,是预防会阴撕裂伤的关键,胎肩娩出时应预防新生儿产伤及会阴裂伤。

六、第三产程妇女的护理

1. **新生儿护理**

(1)清理呼吸道,Apgar 评分。

(2)处理脐带:等待脐带搏动停止后,用两把血管钳钳夹脐带,两钳相隔 2 ~ 3cm,在两钳之间剪断脐带,在距脐根 0.5cm 处用无菌粗丝线结扎第一道,在结扎线线外 0.5cm 处结扎第二道,注意结扎时要扎进,但是避免用大力造成脐带断裂。在第二道线外 0.5cm 处剪断脐带,挤出残余的血液,用 20% 高锰酸钾液灼烧脐带断面,谨防药液接触新生儿皮肤发生灼伤。

还可以用气门芯、脐带夹、血管钳等取代粗丝线双重结扎脐带。

（3）一般护理：擦净新生儿身上的血迹及足底胎脂，打足印于新生儿病历上，手脚上均系标明母亲姓名、床号、住院号、新生儿性别、体重及出生时间的腕带。

（4）一般状况评估：评估身高、体重、有无畸形。

2. **协助胎盘娩出**　识别有无出现胎盘剥离的征象。①宫体变硬呈球形，胎盘剥离后下降并扩张子宫下段，宫体呈狭长形被推向上，宫底升高至脐上。②阴道口外露的一段脐带自行延长。③阴道少许流血。④用手掌尺侧在产妇耻骨联合上方轻压下段时，宫体上升而外露的脐带不再回缩。正确协助胎盘娩出，有效预防产后出血。识别胎盘剥离的征象，接产者切忌胎盘未完全剥离时用手按揉、下压宫底或牵拉脐带，以免引起胎盘部分剥离而出血或拉断脐带，严重者可引起子宫内翻。

3. **子宫收缩及阴道流血**　胎儿娩出后，子宫经短暂的间歇后，子宫再次收缩；注意评估阴道流血的时间、颜色和量。常用的方法有称重法、容量法和面积法。

4. **会阴伤口**　仔细检查软产道，注意有无宫颈裂伤、阴道裂伤和会阴裂伤。

5. **检查胎盘、胎膜、软产道**　将胎盘铺平，先检查胎盘母体面胎盘小叶有无缺损。检查会阴、小阴唇内侧、尿道口周围、阴道及宫颈有无裂伤。若有裂伤，应立即缝合。

6. **预防产后出血**　正常分娩出血量不应超过300ml，若遇到产后出血史或有宫缩乏力趋势的产妇，在胎儿娩出后预防性使用缩宫素静注或静滴，使胎盘迅速剥离减少出血量。若胎盘剥离出血多时，应行人工剥离胎盘术。

7. **产后观察**　产后应密切观察2个小时，重点观察血压、脉搏、子宫收缩、宫底高度、阴道流血情况，是否有膀胱区膨隆，重视产妇是否有阴道或肛门坠胀感的主诉，警惕有无阴道及后壁血肿的形成。发现异常及时处理。

第三节　无　痛　分　娩

分娩期疼痛可能是每一位产妇都要经历的不适之一。医护人员有责任、有义务通过科学的方法减轻分娩痛，让每一位产妇顺利的分娩，同时享受分娩的喜悦和快乐，促进产后恢复及亲子感情。

一、分娩疼痛的特点

分娩疼痛是有别于其他病理性疼痛的，它具有时间的局限性和特征性。

二、缓解疼痛的措施

1. **一般支持性护理**　营造温馨、舒适的产房环境，提供分娩球等设施协助产妇采取舒适的体位，产妇保持自由体位活动是减轻疼痛最简单有效的方法，也是最基本的方法。

2. **非药物性分娩镇痛干预**

（1）分娩准备：通过产前教育，告知产妇分娩过程、分娩产生疼痛的原因及影响因素，让产妇有思想准备，缓解不良情绪的发生。树立分娩的信心和自控感，增加对疼痛的耐受。

（2）集中和想象：让产妇尽可能停留在愉快的情景中，可以大大增强放松的效果。

（3）呼吸技术：指导产妇在分娩过程中调整呼吸的频率和节律，以达到注意力转移、肌肉放松、紧张和恐惧情绪的缓解，提高产妇的自控感，有效减轻分娩疼痛。

（4）导乐陪伴分娩：在整个分娩过程中有一位富有生育经验的妇女时刻陪伴在产妇的旁边，传授分娩的经验，不断提供生理上、心理上、情感上的支持，随时给予指导和帮助，充分调动产妇的主观能动性，使其主动参与分娩过程，顺利完成分娩。根据产妇的需要及医院的条件选择合适的导乐人员。

（5）水中分娩：在充满温水的分娩池中利用水的浮力和适宜的水温，自然分娩的过程，可以减轻分娩过程中的阵痛。

此外，还可以用经皮神经电刺激疗法、穴位按摩、热敷等方法减轻疼痛。

3. 药物性分娩镇痛　当非药物镇痛方法不能有效缓解分娩疼痛时，可选用药物性镇痛方法。

（1）方法：①吸入法：起效快，苏醒快，应用时注意防止缺氧或过度通气；②硬膜外镇痛（连续硬膜外镇痛、自控硬膜外镇痛）：镇痛效果好，镇痛平面恒定，较少引起运动阻滞；③腰麻-硬膜外联合阻滞：镇痛效果快，用药剂量小，运动阻滞轻；④连续腰麻镇痛：镇痛效果较硬膜外阻滞或单次腰麻阻滞更有优势，但存在腰麻后头痛的顾虑。

（2）注意事项：注意观察药物的不良反应，如恶心、呕吐、呼吸抑制等。严密观察硬膜外麻醉的并发症，如硬膜外血肿、神经损伤、下肢感觉异常，一旦发现异常，应及时报告并遵医嘱对照处理。

【自测题】

A1 型题

1. 胎儿娩出后首先处理的是
   - A. 保暖
   - B. 清理呼吸道
   - C. 结扎脐带
   - D. 记录出生时间
   - E. 新生儿评分

2. 胎头宫缩时暴露于阴道口，当宫缩间歇时又缩回阴道内，称为
   - A. 胎头着冠
   - B. 胎头拨露
   - C. 胎头俯屈
   - D. 胎头仰伸
   - E. 胎头下降

3. 有利于促进自然顺产的护理措施是
   - A. 鼓励产妇在临产前期充分休息
   - B. 低危产妇见红，立即入院待产
   - C. 常规的会阴侧切
   - D. 常规的人工破膜
   - E. 全部采用持续的胎心监护

4. 胎头娩出后，等待至少一次宫缩娩肩的意义是
   - A. 助产士可以休息一会儿
   - B. 会增加新生儿产伤
   - C. 等待胎肩的内旋转
   - D. 等待宫口开全
   - E. 会增加新生儿窒息

5. 晚断脐（延迟断脐）是指
   - A. 胎儿娩出后立即切断脐带
   - B. 等待脐带搏动停止或胎盘娩出
   - C. 新生儿脐部手术
   - D. 常规 1 分钟内断脐
   - E. 常规脐部的消毒

6. 下列能确定产妇已经临产的是
   A. 见红 6 小时,宫口未开　　　　B. 宫口 1cm,持续 3 天没有变化
   C. 宫口开大 4cm,有规律宫缩　　D. 见红 6 小时,没有规律宫缩
   E. 耻骨部压痛,阴道分泌物增多

7. 胎头娩出后,应立即进行的操作是
   A. 立即拉胎肩娩出　　B. 腹部加压娩出胎儿　　C. 等待胎肩自然娩出
   D. 立即行气管内吸痰　　E. 不再保护会阴

8. 产后应鼓励产妇排尿的时间
   A. 2 小时　　　　　　B. 半小时　　　　　　C. 10 ~ 20 小时
   D. 15 小时　　　　　E. 6 小时

9. 胎儿娩出后,应断开脐带的时间
   A. 出生后立即用止血钳夹住脐带
   B. 要在 1 分钟内断脐
   C. 10 秒内马上断脐,送新生儿到辐射台
   D. 等到脐带搏动停止后再断脐
   E. 早产儿不能晚断脐

10. 有利于促进自然顺产的是
    A. 鼓励产妇分娩期活动　　B. 产妇常规吸氧　　C. 常规的会阴侧切
    D. 常规的人工破膜　　E. 全部采用持续的胎心监护

11. 下列护理措施中属于非药物镇痛方法的是
    A. 鼓励产妇活动　　B. 吸入笑气　　C. 持续静脉麻醉
    D. 硬膜后麻醉　　E. 产后及时早吸吮早接触

12. 第三产程处理,**错误**的是
    A. 胎儿娩出后立即牵拉脐带帮助胎盘娩出
    B. 检查胎盘小叶有无缺损
    C. 检查胎膜是否完整
    D. 检查有无副胎盘
    E. 检查软产道有无裂伤

13. 孕晚期妇女,无异常发现,下列**不必要**的措施是
    A. 要注意观察胎动　　B. 要定期医院检查　　C. 进行健康教育
    D. 要每日坚持吸氧　　E. 保持心情愉快

14. 产后脐带护理原则,**不正确**的是
    A. 不用纱布包扎脐部　　B. 尿布不要包过脐部
    C. 脐带的断端要每天涂抗生素　　D. 脐部要保持清洁干燥
    E. 等待脐带自然脱落

15. 产后护理措施,必须的是
    A. 新生儿皮肤要用消毒液擦拭　　B. 新生儿要常规喂开水
    C. 新生儿要常规皮肤消毒处理　　D. 产后尽快让新生儿与母亲接触
    E. 新生儿出生后立即放辐射台

16. 关于母子早接触,是指
   A. 产后 6 小时开始哺乳　　　　B. 产后母子皮肤直接接触
   C. 包裹新生儿放置在母亲身边　D. 放新生儿辐射台保暖
   E. 放置新生儿在专用的小床

(张宏玉)

第四章　正常产褥期产妇的护理

【重点、难点精编】

产妇全身各器官(除乳腺外)从胎盘娩出至恢复或接近正常未孕状态所需的一段时期,称产褥期,一般为6周。

第一节　产褥期妇女的变化

一、产褥期妇女的生理变化

1. 生殖系统

(1)子宫:子宫是产褥期变化最大的器官。子宫自胎盘娩出后逐渐恢复至未孕状态的过程称子宫复旧。主要包括子宫肌纤维缩复、子宫内膜再生、子宫颈的复原和子宫血管变化。

1)子宫肌纤维缩复:胎盘娩出后,宫底于脐下一指,产后第1天宫底多在平脐处。随着肌纤维不断缩复,子宫逐渐缩小,子宫底每日下降1~2cm,产后10日子宫降至骨盆腔内,腹部检查未能触及子宫底;产后6周子宫恢复至非孕期大小。

2)子宫内膜再生:产后3周除胎盘附着处的子宫内膜基本修复,产后6周胎盘附着处的子宫内膜全部修复。

3)子宫颈复原:产后1周,子宫颈内口关闭。由于分娩,宫颈外口在3点及9点处易发生轻度裂伤,故使初产妇的宫颈外口由圆形(未产型)变为"一"字横裂形(已产型)。

(2)阴道:黏膜皱襞约在产后3周重新出现,但产褥期结束时不能完全恢复至未孕时状态。

(3)外阴:分娩后外阴轻度水肿,产后2~3日可自行消退。切口或轻度撕裂,一般在3~5日内愈合。

(4)盆底组织:如盆底组织有严重断裂或产褥期过早重体力劳动,可影响盆底组织恢复,导致阴道壁膨出,甚至子宫脱垂。

2. 乳房　乳房的主要变化是泌乳活动。产后雌激素、孕激素水平急剧下降,抑制了催乳激素抑制因子的释放,催乳素增加,促使泌乳。当婴儿吸吮乳头时,刺激腺垂体催乳激素呈脉冲式释放,促进乳汁分泌,吸吮动作还反射性地引起神经垂体释放缩宫素,缩宫素使乳腺腺泡周围的肌上皮收缩,促进泌乳。因此,吸吮是保持乳腺不断泌乳的关键,持续排空乳房,也是维持泌乳的重要条件。此外,产妇的睡眠、营养、健康状况及精神状态均会影响乳汁的分泌。

产后7日内分泌的乳汁称初乳,因含β胡萝卜素呈淡黄色,质稠,初乳内含有较多的蛋白质和矿物质,脂肪和乳糖含量较少,极易消化,是新生儿最理想的天然食物。产后7~14日分泌的乳汁为过渡乳,蛋白质含量逐渐减少,脂肪和乳糖含量逐渐增加。产后14日以后分泌的乳汁为成熟乳,呈乳白色。母乳内含有大量抗体,尤其是免疫球蛋白G和免疫球蛋白A,故母乳喂养的新生儿抵抗力强。因多数药物可经母血渗入乳汁,故产妇哺乳期间用药应

51

慎重。

3. **血液循环系统** 产后最初 3 日内血容量增加了 15% ~25%,特别是产后 24 小时,心脏负担加重,心脏病产妇此时很容易发生心力衰竭,产后 2 ~3 周恢复至非孕状态。

产褥早期血液处于高凝状态,有利于胎盘剥离面血栓的形成,减少产后出血量,产后 2 ~4 周恢复至孕前水平。白细胞总数增加可达 $20 \times 10^9/L$,血沉加快。

4. **消化系统** 产后胃液分泌减少(尤其是胃酸分泌减少)、胃肠肌张力及蠕动均减弱、腹肌及盆底肌肉松弛、卧床休息等,产妇容易发生便秘或肠胀气。

5. **泌尿系统** 分娩时因膀胱受压使膀胱黏膜水肿、充血致其肌张力降低,以及会阴伤口疼痛等原因,产妇容易发生尿潴留。

6. **内分泌系统** 月经复潮及卵巢排卵时间的恢复受哺乳影响,未哺乳妇女月经通常在产后 6 ~10 周复潮,卵巢平均在产后 10 周左右恢复排卵;哺乳妇女于产后 4 ~6 个月恢复排卵,其月经复潮延迟,甚至哺乳期一直不来潮,故产后恢复月经较晚者,首次月经来潮前多有排卵,所以哺乳妇女虽月经未复潮却有受孕的可能。

二、产褥期妇女的心理调适

1. **依赖期** 产后 1 ~3 日。
2. **依赖-独立期** 产后 3 ~14 日。
3. **独立期** 产后 2 周至 1 个月。

第二节   产褥期妇女的护理

一、护 理 评 估

身体状况

(1)生命体征:有些产妇因产程延长致产妇过度疲劳或机体脱水,体温可在产后 24 小时内有升高,但不会超过 38℃。产后 3 ~4 日因乳房血管、淋巴管充盈,乳房胀大,导致泌乳热,一般体温在 37.8 ~39℃,4 ~16 小时自行恢复。需注意排除感染引起的发热。

(2)生殖系统

1)子宫:评估前嘱产妇排空膀胱,取平卧位,腹部放松,双腿略屈曲,每天同一时间测量,应先按摩子宫底促进宫缩,待排出宫腔积血再测宫底高度。若子宫软提示产后宫缩乏力,子宫偏向一侧提示膀胱充盈,子宫不能如期复原常提示子宫复旧不良。

产后宫缩痛一般于产后 1 ~2 日出现,持续 2 ~3 日自然消失。经产妇宫缩痛较初产妇明显,哺乳者较不哺乳者明显。

2)恶露:产后随着子宫蜕膜的脱落,血液、坏死蜕膜组织经阴道排出称恶露。正常恶露总量为 250 ~500ml,有血腥味,但无臭味,持续 4 ~6 周。分为 3 种类型:

血性恶露:产后最初 3 ~4 日内,阴道排出物含大量血液、少量胎膜及坏死蜕膜组织,色鲜红,量多。

浆液恶露:产后 3 ~4 日之后,阴道排出物含少量红细胞、白细胞,大量坏死蜕膜组织、宫腔渗出液、宫颈黏液,色淡红。约持续 10 日。

白色恶露:在产后 2 周之后,阴道排出物含大量白细胞、坏死蜕膜组织、表皮细胞及细菌等,色较白。持续约 3 周。

若血性恶露量多、持续时间延长,常提示子宫复旧不全或胎盘胎膜残留,若同时合并有臭味,提示有宫腔感染的可能。

3)会阴:注意观察会阴伤口是否红肿、有无硬结及炎性分泌物渗出。

(3)排泄:重点了解产妇产后 4 小时内是否排尿。注意产后 1 周内产妇大量出汗,习称"褥汗",尤其在夜间睡眠和初醒时明显。

(4)乳房:评估有无乳头平坦、内陷或副乳,乳汁的质和量,有无乳房胀痛、乳头皲裂等。

二、护 理 措 施

1. **一般护理**　多喝汤,多吃含纤维素的食物;保证足够休息和睡眠。产后 4 小时内要鼓励产妇及时排尿。

2. **会阴护理**

(1)会阴及会阴伤口的冲洗:用 0.05% 聚维酮碘液或 2‰ 苯扎溴铵(新洁尔灭)冲洗或擦洗外阴,每日 2～3 次。

(2)会阴伤口的观察:每日观察伤口周围有无渗血、红肿、硬结及分泌物,并嘱产妇向会阴伤口对侧卧。

(3)会阴伤口异常的护理:①水肿可用 50% 硫酸镁湿热敷,产后 24 小时可用红外线照射外阴。②会阴切口疼痛剧烈或产妇有肛门坠胀感,应及时报告医生,以排除阴道壁及会阴部血肿。小血肿 24 小时后可湿热敷或远红外线灯照射,大血肿应配合医师切开处理。③会阴伤口有硬结用大黄、芒硝外敷或用 50% 硫酸镁湿热敷。④会阴伤口感染,应提前拆线引流,并定时换药。

3. **子宫复旧及恶露护理**　每日在同一时间评估子宫复旧情况及恶露,如发现异常及时排空膀胱、按摩子宫,按医嘱给予子宫收缩剂;如恶露有异味,常提示有感染的可能,配合医师做好血及组织培养标本的收集和抗生素的应用。

4. **乳房护理**　产后半小时第一次哺乳。哺乳时让新生儿吸住乳头及大部分乳晕,应吸空一侧乳房,再吸空另一侧乳房。乳房应保持清洁、干燥,切忌用乙醇或肥皂之类擦洗,以免引起局部皮肤干燥、皲裂。若出现以下情况时,应及时处理。

(1)乳房胀痛:缓解方法包括:①尽早哺乳。②外敷乳房:哺乳前热敷乳房,哺乳间期冷敷。③按摩乳房。④配戴乳罩。⑤生面饼外敷。⑥服用药物:口服维生素 B_6 或散结通乳中药。

(2)乳汁分泌不足:指导正确的哺乳方法,增加哺乳次数,按需哺乳,夜间哺乳,调节饮食,多喝汤水,同时鼓励产妇树立信心。此外,可选用以下方法催乳:①中药涌泉散或通乳丹加减,用猪蹄 2 只炖烂吃肉喝汤。②针刺合谷、外关、少泽、膻中等穴位。

(3)乳头平坦或凹陷:可用负压吸乳器,指导产妇做乳头伸展练习和乳头牵拉练习,佩戴合适乳头罩。

(4)乳头皲裂:轻者可继续哺乳,哺乳前湿热敷,挤出少许乳汁使乳晕变软,喂奶完毕,可挤出少量乳汁涂在乳头上以保持湿润。乳头有破裂者,疼痛严重者,可用吸乳器或用乳头保护器间接哺乳,在皲裂处涂抗生素软膏或 10% 复方安息香酸酊。

(5)乳腺炎:轻者可哺乳,哺乳前湿热敷并按摩乳房,轻轻拍打和抖动易于吸奶,先喂患侧乳房。重者予抗生素,暂不喂奶。

（6）退乳:停止哺乳,不排空乳房,少进汤汁,可用生麦芽煎服,芒硝外敷。

5. 心理护理　易出现产褥期精神障碍,应给予足够重视与关心。

6. 健康指导　尽早活动,产后 6 ~ 12 小时内即可起床轻微活动,行会阴侧切或剖宫产的产妇,可适当推迟活动时间。指导按需哺乳,哺乳的注意事项:①每次哺乳时都应该吸空一侧乳房后,再吸吮另一侧乳房。②每次哺乳后,应将婴儿抱起轻拍背部 1 ~ 2 分钟,排出胃内空气,以防吐奶。③哺乳后产妇佩戴合适棉制乳罩。④乳汁确实不足时,应及时补充按比例稀释的牛奶。⑤哺乳期以 10 个月至 1 年为宜。⑥产妇于产后 42 日之内禁止性生活,指导选择避孕措施,未哺乳妇女,可用药物避孕;哺乳妇女宜选用工具避孕。⑦产后 42 日携带孩子去医院进行全面产后健康检查。

【自测题】

A1 型题

1. 正常情况下,子宫降至骨盆腔内的时间是
   A. 产后 6 天　　　　　B. 产后 8 天　　　　　C. 产后 10 天
   D. 产后 15 天　　　　 E. 产后 20 天

2. 正常情况下,浆液性恶露持续的时间一般为
   A. 3 ~ 4 天　　　　　 B. 7 ~ 8 天　　　　　 C. 10 天左右
   D. 2 ~ 3 周　　　　　 E. 4 ~ 6 周

3. 有关产褥期的生理变化,**错误**的是
   A. 阴道分娩后外阴常有轻度水肿,产后 2 ~ 3 日可自行消退
   B. 产后 24 小时内体温可达 38℃
   C. 产后呼吸 14 ~ 16 次/分
   D. 产后 8 周子宫体恢复到正常大小
   E. 产褥早期白细胞可达 $20 \times 10^9/L$

4. 正常产褥期妇女,子宫内膜完全修复的时间是产后
   A. 20 天　　　　　　　B. 30 天　　　　　　　C. 42 天
   D. 50 天　　　　　　　E. 60 天

5. 产褥期内,产妇全身各器官变化最大的是
   A. 卵巢　　　　　　　 B. 乳房　　　　　　　 C. 心脏
   D. 子宫　　　　　　　 E. 肾

6. 产褥期妇女精神心理活动波动较大,容易出现产后压抑,其发生时间多在
   A. 焦虑期　　　　　　 B. 依赖期　　　　　　 C. 依赖-独立期
   D. 独立期　　　　　　 E. 抑郁期

7. 产后妇女在身体恢复过程中,易出现多种症状,产后 4 ~ 6 小时须积极处理的是
   A. 尿潴留　　　　　　 B. 便秘　　　　　　　 C. 缺乳
   D. 褥汗　　　　　　　 E. 宫缩痛

A2 型题

8. 李女士,23 岁。自然分娩一健康女婴,产后 3 天,尚未母乳喂养,自感乳房胀痛、局部

发热,测体温为38.5℃。最可能为

  A. 产褥热　　　　　　B. 产后热　　　　　　C. 泌乳热

  D. 乳腺炎　　　　　　E. 产褥感染

9. 华女士,25岁,孕2产1。因骨盆狭窄行剖宫产术,现产后第10天。下列情况**错误**的是

  A. 耻骨联合上方可触及宫底　　B. 阴道排出浆液性恶露　　C. 宫颈内口关闭

  D. 子宫内膜尚未完全修复　　E. 脉搏60~70次/分

10. 王女士,29岁,G_1P_1。4小时前顺利经阴道侧切分娩一男婴,伤口拆线时间一般是产后

  A. 2天　　　　　　B. 3~5天　　　　　　C. 4~6天

  D. 6~7天　　　　　　E. 7~8天

11. 马女士,28岁,产后8个月。决定给宝宝断奶,至医院要求退乳,下列退乳方法**错误**的是

  A. 补佳乐口服　　　　　　B. 停止吸奶　　　　　　C. 挤奶

  D. 生麦芽煎服　　　　　　E. 少喝汤

12. 石女士,30岁,足月妊娠。经会阴右侧切娩出一女婴,产妇的休息体位是

  A. 右侧卧位　　　　　　B. 左侧卧位　　　　　　C. 仰卧位

  D. 俯卧位　　　　　　E. 抬高臀部

13. 郎女士,26岁。产后第2天,护士发现会阴侧切伤口水肿,予以伤口湿热敷的药液是

  A. 1:5000高锰酸钾　　　　B. 75%酒精　　　　　　C. 50%硫酸镁

  D. 2%~4%碳酸氢钠　　　　E. 1%~2%乳酸

A3/A4 型题

(14~16题共用题干)

洪女士,25岁,妊娠39周,初产妇。经会阴右侧切顺利娩出一男婴,现产后4小时,下腹胀痛。检查见下腹部膀胱区隆起,叩诊呈浊音。宫底于脐下一指,血性恶露,量不多,无异味,侧切伤口未发现异常。

14. 以下护理措施中**错误**的是

  A. 鼓励产妇排尿　　　　　　B. 热水熏洗外阴诱导排尿

  C. 热水袋热敷下腹　　　　　　D. 肌注甲硫酸新斯的明

  E. 立即导尿

15. 护士鼓励产妇及时排尿,其主要原因是

  A. 促使伤口恢复　　　　　　B. 促使产妇舒适　　　　　　C. 促使产妇活动

  D. 促使乳汁分泌　　　　　　E. 促使子宫收缩

16. 护士为其进行会阴护理的措施中,**错误**的是

  A. 指导产妇保持外阴清洁　　B. 观察恶露的性状

  C. 指导产妇取左侧卧位休息　　D. 每天用温开水擦洗会阴2次

  E. 腹部按摩

(17～20 题共用题干)

王女士,26 岁,G₁P₁,妊娠 39 周。顺产娩出一女婴,新生儿体重 3300g,产妇疲劳。

17. 护士指导产妇第一次哺乳的时间是产后

    A. 半小时   B. 1 小时   C. 2 天

    D. 3 天   E. 7 天

18. 产后第 1 天,护士指导产妇进行乳房护理,**不正确**的是

    A. 按摩乳房

    B. 喂奶结束后,挤出乳汁涂抹于乳头上

    C. 每次哺乳前用湿毛巾擦洗乳头

    D. 每次哺乳前用酒精擦洗乳头

    E. 热敷乳房

19. 产后第 4 天,新生儿吃奶后仍哭闹。检查乳房不胀,乳汁量少。对产妇的护理**错误**的是

    A. 增加哺乳次数   B. 加强营养,多喝汤水

    C. 保证充足的睡眠,增强信心   D. 饮用催乳剂

    E. 用吸乳器吸引刺激乳汁分泌

20. 出院时,护士鼓励产妇坚持母乳喂养并进行有关健康指导后,请产妇复述的内容中,**错误**的是

    A. 坚持按需哺乳

    B. 多进营养丰富的汤类饮食

    C. 先吸空一侧乳房再吸吮另一侧乳房

    D. 让宝宝含住乳头吸吮

    E. 每次哺乳后,应将婴儿抱起轻拍背部 1～2 分钟

(谭文绮)

第五章　正常新生儿的护理

【重点、难点精编】

第一节　母乳喂养

母乳喂养是指用母亲的奶水喂养婴儿的方式。纯母乳喂养指婴儿出生后4~6个月内，除母亲的乳汁外，不给婴儿喂食其他任何液体或固体食物。

一、母乳喂养对婴儿的益处

1. 提供营养及促进发育
2. 提高免疫力、预防疾病
3. 有利于牙齿的发育和保护
4. 增进亲子感情

二、母乳喂养对母亲的益处

1. 预防产后出血
2. 降低女性发生癌变的危险性
3. 避孕

三、哺乳前准备

用温开水擦洗乳房及乳头；乳头如有痂垢，应先用油脂浸软后，再用温水洗净；先为婴儿更换干净的尿布；若乳房肿胀发硬，可先挤掉少量乳汁。

四、哺　　乳

1. **哺乳体位**　坐位、侧卧位、站位。
2. **哺乳方法**　详见《儿科护理学》。
3. **挤奶手法**　将拇指、示指放在乳头旁开2cm的乳晕上方，大拇指在上，示指在下，沿着乳头依次按先压后挤的方法按压所有的乳窦，一侧乳房至少按压3~5分钟，两侧交替进行。
4. **判断婴儿有效吸吮的指征**　婴儿吸吮乳头及大部分乳晕；吸吮时婴儿两腮鼓起，有节奏吞咽；乳房随着婴儿的吸吮变软；婴儿吃饱的表现：每天小便6次以上，大便2~3次，体重增长理想（每天50g左右）；婴儿吃饱后有满足感，睡眠持续2~3小时。
5. **护理要点**
(1)早接触、早吸吮。
(2)按需哺乳。
(3)产后1周内，每1~3小时哺乳1次，开始每次吸吮时间为3~5分钟，以后逐渐延

57

长,但不要超过 15~20 分钟。

(4)在母乳喂养过程中,母亲应注视婴儿,注意与婴儿进行情感交流。

(5)母亲喂哺时应保持愉快的心情、舒适的体位。

(6)保持婴儿头与颈略微伸展,但忌过度伸展造成吞咽困难。

第二节 新生儿沐浴

一、新生儿沐浴的作用

1. 清洁新生儿皮肤,协助皮肤排泄和散热,预防皮肤感染。

2. 促进新生儿血液循环,活动肌肉与肢体,使新生儿舒适。

3. 了解并观察新生儿全身情况。

二、新生儿淋浴法操作步骤

详见实训三"顺产接生法"。

三、护 理 要 点

1. 沐浴前注意观察新生儿全身情况。

2. 沐浴时,浴液不要直接倒在新生儿皮肤上。应洗净皮肤皱褶处,勿使水进入新生儿眼、耳、口、鼻内。

3. 操作者手始终接触和保护新生儿,翻身或抱起新生儿时注意保护颈曲和腰曲。

4. 操作中动作轻柔、快速,全过程在 5~10 分钟内完成。

5. 注意核对。

【自测题】

A1 型题

1. 每次哺乳前,产妇清洁乳房正确的做法是

    A. 用湿毛巾擦净乳房　　　　B. 用肥皂水清洁乳房　　　C. 用酒精消毒乳房

    D. 用专用消毒剂消毒乳房　　E. 用碘附消毒乳房

2. 关于产褥期乳房护理,下列错误的是

    A. 穿戴合适大小的棉质胸罩

    B. 乳头皲裂者于哺乳后挤出少许乳汁涂在乳头、乳晕上

    C. 乳头皲裂者应增加哺乳次数,缩短每次哺乳时间

    D. 乳房肿胀者应坚持夜间哺乳

    E. 哺乳前用肥皂水擦洗乳头乳晕

3. 关于早吸吮,下列正确的是

    A. 生后 1 小时内婴儿开始吸吮母亲的乳头

    B. 生后 30 分钟内婴儿开始吸吮母亲的乳头

    C. 生后 2 小时内婴儿开始吸吮母亲的乳头

    D. 生后 4 小时内婴儿开始吸吮母亲的乳头

E. 生后 6 小时内婴儿开始吸吮母亲的乳头

4. 关于母乳喂养的好处,下列**错误**的是
 A. 营养丰富
 B. 易消化吸收
 C. 有利于增进母婴感情
 D. 不利于子宫收缩,易引起产后大出血
 E. 利于乳母避孕

5. 按需哺乳的重要性包括
 A. 可使婴儿吃到足够的母乳　　B. 利于乳汁的分泌
 C. 保证婴儿的营养供给　　　　D. 可避免乳腺炎的发生
 E. 上述的所有项

6. 以下可能有助于增加乳汁分泌量的措施中**错误**的是
 A. 休息和放松　　B. 挤奶前进行乳房按摩　　C. 整夜睡眠
 D. 多吃汤类　　　E. 夜间哺乳

7. 新生儿沐浴的水温应为
 A. 30～32℃　　　B. 32～34℃　　　C. 38～42℃
 D. 34～36℃　　　E. 42～43℃

8. 新生儿淋浴时清洗的顺序为
 A. 头部、胸部、后背部、四肢
 B. 头部、颈部、四肢、躯干部、臀部
 C. 颈部、胸部、臀部、四肢
 D. 头部、颈部、上肢、胸部、后背部、臀部、下肢
 E. 头部、颈部、上肢、胸部、外生殖器、下肢、后背部、臀部

9. 新生儿淋浴的注意事项**错误**的是
 A. 淋浴前应备齐用物,调节好水温
 B. 淋浴时间最好在温度较高的午饭后
 C. 淋浴时动作要轻柔、敏捷、时间不宜太长,注意清洗皮肤皱褶处
 D. 注意安全,仔细观察新生儿的情况
 E. 淋浴前后注意做好核对工作

10. 抚触前的准备中**错误**的是
 A. 选择温暖、安静、适宜的房间,室温 28℃ 以上
 B. 选择适当的时候进行抚触。婴儿不宜太饱或太饿,抚触时间每天 2 次,每次 15 分钟,最好在婴儿沐浴后进行
 C. 抚触时可以播放一些柔和的音乐
 D. 在抚触前准备好毛巾、尿布、替换的衣物等
 E. 先擦一些润肤油于婴儿身上

11. 新生儿抚触的时间及次数
 A. 每次 5 分钟,每天 3 次　　B. 每次 5 分钟,每天 2 次
 C. 每次 15 分钟,每天 3 次　　D. 每次 30 分钟,每天 1 次

E. 每次 30 分钟,每天 3 次

A2 型题

12. 吴女士,初产妇,阴道分娩后 5 天,乳汁少,以下鼓励母乳喂养的措施中,**错误**的是
    A. 母婴同室
    B. 多进营养丰富的汤汁饮食
    C. 两次哺乳间给婴儿加少量糖水
    D. 增加哺乳次数
    E. 精神愉快、睡眠充足

13. 章女士,初产妇,阴道顺娩一男婴。此时在母乳喂养的指导措施中,下列观点正确
的是
    A. 母乳喂养仅能满足 0~3 个月以内婴儿营养
    B. 母乳喂养应 3 个小时喂哺一次
    C. 初乳量少,且含脂肪少,不必哺乳
    D. 母婴同室
    E. 新生儿只需吸吮乳头即可吸到乳汁

14. 李女士,产后第 3 天,喂哺新生儿后 2 小时。护士在给新生儿沐浴前应首先与其进
行核对工作,其内容包括
    A. 床号、婴儿性别
    B. 产妇姓名、婴儿姓名
    C. 产妇床号、婴儿性别
    D. 产妇床号、婴儿性别、体重
    E. 产妇姓名、床号、婴儿性别、出生时间、体重等

15. 出院前,产妇询问新生儿沐浴的注意事项,下列回答**错误**的是
    A. 沐浴前不要喂奶
    B. 皮肤感染者可以沐浴
    C. 水温以 38~42℃为宜
    D. 勿使水流入耳、鼻
    E. 操作者离开取物时,应保证婴儿在其视野范围内

16. 李女士,剖宫产一男婴,今日出院。在进行出院指导时,应指导其给新生儿抚触的
时间最好选在
    A. 清晨空腹
    B. 需进行至出生后 1 年
    C. 饭后即作
    D. 清醒状态下且婴儿不太饿或太饱时
    E. 睡眠时

(秦　媚)

第六章　高危妊娠管理

第一节　高危妊娠妇女的护理

高危妊娠指妊娠期存在个人或社会不良因素及某种并发症或合并症,可能危害孕妇、胎儿、新生儿或可能导致难产的妊娠。具有高危妊娠因素的孕妇称高危孕妇。

一、高危范畴

高危妊娠的范畴广泛,导致高危的因素包括如下几点:

1. 个人因素
2. 家庭及社会因素
3. 疾病因素

二、高危监护

加强和完善高危妊娠监护可以降低孕产妇死亡率、围生儿死亡率和病残儿出生率。

1. **确定胎龄**

2. **测量宫底高度及腹围**　通过测量孕妇的宫底高度和腹围可估算胎儿的大小,了解胎儿宫内发育情况。简易的计算方法为:胎儿体重(g) = 宫底高度(cm) × 腹围(cm) + 200。

3. **胎动计数**　12 小时内胎动计数 >30 次为正常,表示胎儿宫内存活良好;若 12 小时内胎动次数 ≤10 次或低于自我测胎动规律的 50%,考虑胎儿宫内缺氧。

4. **妊娠图**　将每次产前检查测得的体重、血压、宫底高度、腹围、胎位、胎心率等数值记录于妊娠图上,绘制成曲线,观察动态变化。妊娠图中最主要的曲线是宫底高度曲线。

5. **胎心电子监护**

(1)基线胎心率:指在无宫缩或宫缩间歇期间记录的胎心率,正常足月胎儿的 FHR 呈小而快的有节律性的周期性变化,在 120 ~ 160 次/分波动。

(2)胎心率基线摆动:基线变异的存在表示胎儿有一定的储备能力,是胎儿健康的表现。胎心率基线变平或变异消失则提示胎儿储备能力的丧失。

(3)周期性胎心率

1)无变化:子宫收缩后 FHR 仍保持原基线率不变。

2)加速:指子宫收缩时胎心率基线上升,增加幅度为 15 ~ 20 次/分以上,持续时间 >15 秒,是胎儿情况良好的表现。

3)减速:指随子宫收缩出现的短暂性的胎心率减慢。

早期减速:胎心减速与子宫收缩同时开始,子宫收缩后迅速恢复正常,下降幅度 <50 次/分,时间短,恢复快。

变异减速:宫缩开始后胎心率不一定减速,减速与宫缩之间无恒定关系。一旦减速则下降幅度大(>70 次/分),持续时间不定,恢复快。

晚期减速:子宫收缩开始后一段时间出现胎心率减慢,下降缓慢,下降幅度 <50 次/分,持续时间长,恢复慢。

(4)胎儿宫内储备能力预测的方法

1)无应激试验(NST):用胎心监护仪连续监测 20 分钟,如果有 3 次以上胎动并伴胎心率加速 >15 次/分,持续时间 >15 秒为正常,称 NST 有反应型;若胎动与胎心率加速少于前述值,称为 NST 无反应型。

2)缩宫素激惹试验(OCT):观察孕妇 10 分钟无宫缩后,给予稀释缩宫素(1∶2000)静脉滴注,滴速自 8 滴/分开始,逐渐增加,当宫缩 3 次/10 分钟后开始监测。如超过 50% 的宫缩出现晚期减速,胎心率基线变异减少,胎动后无胎心率增快,为 OCT 阳性。反之为阴性。

6. 胎儿成熟度监测

(1)B 超。

(2)羊水分析。

7. 胎盘功能测定

(1)孕妇尿雌三醇(E_3)测定。

(2)测定孕妇血清游离雌三醇值。

(3)测定孕妇血清胎盘生乳素(HPL)值。

8. 胎儿先天畸形及遗传性疾病的宫内诊断　B 超检查;取绒毛、羊水行胎儿遗传学检查;测定羊水中的酶诊断代谢性疾病及测定羊水中的 AFP 诊断胎儿开发性神经管缺陷;胎儿心电图监测诊断胎儿宫内缺氧及先天性心脏病。

三、护 理 评 估

1. 健康史及身体状况

(1)了解有无发热、心慌、呼吸困难、头晕、头痛等不适;了解胎动及宫缩情况,有无阴道流血流液等。

(2)了解孕妇的身高、体重、宫底高度、骨盆各径线值、胎位等有无异常;检查胎心、宫缩情况,了解胎心率是否正常,子宫收缩的强度和频度等。

2. 心理-社会状况

3. 辅助检查

(1)实验室检查:血、尿 E_3 测定、HPL、绒毛、羊水 L/S、AFP 等相关检查。

(2)影像学检查:B 超、羊膜镜检查。

(3)其他:胎心监护、胎儿心电图、胎儿头皮血 pH 测定。

4. 治疗原则及主要措施　积极预防和治疗引起高危妊娠的病因。早期发现遗传性疾病,及时处理,预防为主。积极预防和处理妊娠期并发症、合并症,做好围生期保健,及时发现高危人群,避免不良妊娠结局的发生。

四、护 理 措 施

1. 病情观察　严密观察孕妇的生命体征和自觉症状,有无心慌、呼吸困难、腹痛、阴道流血与流液等;监测胎心、胎动和宫缩情况,做好母儿监护及监护配合,记录处理经过。

2. **休息与活动**　根据病情减少活动,保证充足的休息。休息时取左侧卧位为宜。

3. **合理营养**　孕妇的健康及营养状况对胎儿的生长发育至关重要,应根据孕妇的情况提出合理饮食建议。

4. **检查及治疗配合**　认真执行医嘱。做好高危孕妇检查、治疗、用药等配合和护理工作,做好早产或高危儿的抢救准备。

5. **心理护理**　了解孕妇的心理状态,采用恰当的沟通交流技巧,取得孕妇及其家属的信任,鼓励孕妇采取正确的应对方式,以减轻焦虑和恐惧。

6. **健康指导**　根据孕妇存在的高危因素给予相应的健康指导;提醒孕妇按时进行产前检查,并告知自我监测方法。

第二节　异常胎儿及异常新生儿的护理

一、胎儿窘迫的护理

胎儿窘迫是指胎儿在宫内发生缺氧,危及胎儿健康和生命的综合症状。胎儿窘迫可分为急性胎儿窘迫和慢性胎儿窘迫。

(一)原因

1. **母体因素**

2. **胎儿因素**

3. **脐带、胎盘因素**

(二)护理评估

1. **健康史**

2. **身体状况**

(1)胎心率改变:胎儿轻微或慢性缺氧时,胎心率加快,>160 次/分;长期缺氧或缺氧严重时胎心率<120 次/分。若胎心率<100 次/分提示胎儿危险。

(2)胎动改变:缺氧初期胎动频繁,>20 次/24 小时,若缺氧无改善则胎动减弱且次数减少,最终胎动消失。

(3)羊水粪污:根据缺氧程度不同,羊水胎粪污染分 3 度:Ⅰ度羊水呈浅绿色;Ⅱ度羊水黄绿色或深绿色并混浊;Ⅲ度羊水棕黄色并稠厚,提示胎儿严重缺氧。

3. **心理-社会支持状况**

4. **辅助检查**

(1)实验室检查包括胎盘功能检查和胎儿头皮血气分析。

(2)其他检查包括胎心监测和羊膜镜检查。

5. **治疗原则及主要措施**

(1)急性胎儿窘迫:积极寻找原因,改善胎儿缺氧状态。

(2)慢性胎儿窘迫:应针对病因,结合孕周、胎儿成熟度、窘迫的程度进行处理。如无法改善,应在促使胎儿成熟后迅速终止妊娠。

(三)护理措施

(1)嘱孕妇左侧卧位,面罩或鼻导管间断给氧,严密监测生命体征。

（2）密切监测胎心：一般 10～15 分钟听 1 次胎心或进行胎心监护；慢性胎儿窘迫监测胎心变化形态以及胎盘功能。

（3）协助医生做好阴道助产或剖宫产的术前准备。

（4）做好新生儿抢救和复苏的准备。

（5）心理护理。

（6）健康指导：告知孕产妇胎儿窘迫常见的原因及临床表现，指导孕妇学会自我监测胎动的方法，促进孕产妇心理舒适，为下一次成功妊娠及分娩做好计划。

二、新生儿窒息的护理

新生儿窒息是指胎儿娩出后 1 分钟，仅有心跳而无呼吸或未建立规律呼吸的缺氧状态，为新生儿死亡及伤残的主要原因之一。

（一）护理评估

1. **健康史**　了解有无胎儿宫内窘迫、呼吸道阻塞；产妇在胎儿娩出前 6 小时内有无使用大量麻醉剂、镇静剂；胎儿有无先天性心脏病、颅内出血、胎儿畸形、早产等。

2. **身体状况**　根据窒息程度分为轻度窒息和重度窒息，以 Apgar 评分为标准（表 6-1）。

（1）轻度窒息（青紫窒息）：Apgar 评分 4～7 分。

（2）重度窒息（苍白窒息）：Apgar 评分 0～3 分。

表 6-1　新生儿评分（Apgar score）

	0 分	1 分	2 分
心率	0	<100 次/分	>100 次/分
呼吸	0	浅慢不规则	佳，哭声响
肌张力	松弛	四肢稍屈	四肢屈曲、活动好
喉反射	无反射	有些动作	咳嗽、恶心
皮肤颜色	全身苍白	四肢青紫	全身红润

3. **心理-社会支持状况**　产妇及其家属是否因担心新生儿发生意外或留下后遗症，表现出焦虑、恐惧、悲伤等心理。

4. **辅助检查**　血气分析可见 $PaCO_2$ 升高，PaO_2 降低，pH 下降。

5. **治疗原则及主要措施**　以预防为主，一旦发生及时抢救。胎儿娩出后有窒息危险的，按 ABCDE 步骤进行复苏。

（二）护理措施

1. **积极预防新生儿窒息的发生**　加强孕期检查，及时发现胎儿窘迫，积极处理。胎儿娩出前 6 小时内不应使用麻醉剂或镇静剂。严格掌握手术指征，防止发生颅内损伤。胎儿娩出后立即清理呼吸道。

2. **配合医生按 ABCDE 程序进行复苏**

（1）清理呼吸道（A）。

（2）建立呼吸（B）。

1）托背法。

2）口对口人工呼吸。

3）人工呼吸器呼吸：给予持续正压或间歇正压。

在进行人工呼吸的同时给予氧气吸入。鼻内插管给氧者氧流量应＜2L/min，5~10个气泡/秒为宜，以防气胸发生。气管插管加压给氧者使维持呼吸30次/分，压力不可过大，以免肺泡破裂。

（3）维持正常循环（C）。

（4）药物治疗（D）。

（5）评价（E）。

3. 复苏后护理 复苏后还需要对新生儿加强护理，维持呼吸道通畅，密切观察面色、呼吸、心率、对刺激的反应、体温等，预防感染，做好重症记录。窒息的新生儿应延迟哺乳，通过静脉补充营养。

4. 心理护理 提供情感支持，选择适宜的时间将新生儿的情况告知产妇，患儿抢救无效死亡者，应警惕产妇因过度悲伤导致产后出血。

5. 健康指导 指导产妇及家属学会观察新生儿的皮肤颜色、呼吸、体温、哭声等，如有异常及时就诊。对于重度窒息儿还应观察其精神情况及远期表现，提防智障发生。

三、新生儿产伤的护理

新生儿产伤是指在分娩过程中发生的机械性或缺氧性的损伤，是引起新生儿死亡及远期致残的原因之一，应积极预防新生儿产伤的发生。

常见的新生儿产伤有头颅血肿、新生儿骨折、臂丛神经损伤。

（一）护理评估

1. 健康史 了解有无急产、头盆不称、巨大胎儿、产程延长、手术助产或分娩处理不当等情况。

2. 身体状况

（1）头颅血肿：一般在出生后2~3天内出现。当出血量多时局部可有波动感，外露头皮颜色不变。应与胎头水肿进行鉴别（表6-2）。

表6-2 头颅血肿与胎头水肿鉴别

	头颅血肿	胎头水肿
部位	顶、枕骨骨膜下	先露部皮下组织
范围	不超过骨缝	不受骨缝限制
出现时间	产后2~3日	娩出后即存在
消失时间	3~8周	2~3日
局部特点	波动感	凹陷性水肿

（2）新生儿骨折：患儿患处或患肢活动受限，局部肿胀或疼痛，骨折处有骨摩擦音，触及患处或被动活动患肢即哭。新生儿骨折中以锁骨骨折最常见。

（3）臂丛神经损伤：患侧手臂下垂、内旋内收、贴身，前臂不能弯曲，有时伴有前臂小肌群瘫痪。

3. **心理-社会支持状况**　产妇因担心新生儿可能会出现后遗症而焦虑不安等情绪。

4. **辅助检查**　X线检查可确诊。

5. **治疗原则及主要措施**

(1)头颅血肿:血肿较小,不需特殊治疗;血肿较大,冷敷及局部加压包扎。

(2)锁骨骨折:腋下放置绷带卷或棉垫,肘部屈曲90°,将前臂固定于胸前。大约2周后可痊愈。

(3)肱骨骨折:患侧腋下置一棉垫,使肘关节处呈直角位,将前臂屈曲放于胸前,手指能触及对侧锁骨,并固定。10~14天即可痊愈。

(4)股骨骨折:用小夹板固定或悬垂牵引,3~4周可痊愈。

(5)臂丛神经损伤:局部按摩或针灸,可使麻痹的肌肉松弛,预防继发性挛缩。

(二)护理措施

1. **产伤护理**

(1)头颅血肿的护理:保持病房安静,观察血肿情况,切忌揉擦,切勿抽吸血肿内血液,以免继发感染。血肿大且发展快的给予冷敷及加压包扎,遵医嘱用维生素K$_1$肌内注射。必要时使用抗生素预防感染。

(2)骨折的护理:保持患处处于功能位,严密观察患处的血运情况。护理时动作轻柔,避免压迫患处或牵拉患肢,配合医生进行患肢固定或悬吊牵引。

(3)臂丛神经损伤的护理:协助医生治疗,遵医嘱用神经营养药,进行患肢功能训练和按摩。

2. **缓解焦虑**　向产妇及其家属提供相关信息,指导产妇护理患儿的方法等,消除焦虑心理。

3. **健康指导**　指导产妇进行母乳喂养,加强对新生儿的护理,教会家属对患儿进行康复训练的方法,恢复其功能。

【自测题】

A1型题

1. 关于高危妊娠的定义,以下最为准确的是
   A. 产妇有高度危险的妊娠　　　B. 孕妇有高度危险的妊娠
   C. 胎儿有高度危险的妊娠　　　D. 新生儿有高度危险的妊娠
   E. 一切能危害母儿或导致难产的妊娠

2. 关于高危妊娠监护,以下正确的是
   A. 高危妊娠监护即一般的产前检查
   B. 高危妊娠监护是提高围生期质量的重要保证
   C. 高危妊娠监护不包括孕前保健咨询
   D. 所有的高危妊娠孕妇均应进行遗传学筛查
   E. 只需监测孕妇情况,不需监测胎儿情况

3. 以下**不属于**高危妊娠范畴的是
   A. 年龄≥35岁　　　B. 既往有多次流产史　　　C. 孕妇生活习惯良好
   D. 妊娠合并心脏病　　　E. 孕妇家庭状况不稳定

4. 急性胎儿窘迫的主要临床表现是

A. 羊水浅绿色　　　　　B. 胎儿发育迟缓　　　　C. 胎心率 >160 次/分

D. 胎动 10 次/12 小时　　E. 胎盘功能减退

5. 以下关于改善胎儿窘迫的措施中,**错误**的是

A. 给予氧气吸入　　　　B. 严密监测胎心变化　　C. 嘱孕妇左侧卧位

D. 继续静滴催产素　　　E. 积极寻找病因

6. Apgar 评分的依据**不包括**

A. 血压　　　　　　　　B. 呼吸　　　　　　　　C. 心率

D. 皮肤颜色　　　　　　E. 肌张力

7. 关于新生儿轻度窒息的临床表现,**错误**的是

A. 心率 80～120 次/分　　B. 皮肤苍白　　　　　　C. 呼吸浅或不规则

D. 肌张力好　　　　　　E. 对外界刺激有反应

8. 抢救新生儿窒息的首要措施是

A. 加压给氧　　　　　　B. 人工呼吸　　　　　　C. 刺激足底

D. 气管插管　　　　　　E. 清理呼吸道

9. 下列**不属于**新生儿产伤的是

A. 新生儿头颅血肿　　　B. 新生儿锁骨骨折

C. 新生儿臂丛神经麻痹　D. 新生儿吸入性肺炎

E. 新生儿肱骨骨折

10. 以下表明新生儿轻度窒息的得分是

A. 0 分　　　　　　　　B. 1 分　　　　　　　　C. 2 分

D. 3 分　　　　　　　　E. 4 分

11. 新生儿 Apgar 评分下列**错误**的是

A. 心率少于 100 次/分得 1 分　B. 呼吸慢、不规则得 1 分　C. 皮肤苍白得 1 分

D. 咽喉刺激无反射得 0 分　　　E. 四肢活动得 2 分

A2 型题

12. 张女士,36 岁,孕 20 周。指导其自我监测胎动,应告知其 12 小时胎动正常的是

A. >10 次　　　　　　　B. >20 次　　　　　　　C. >30 次

D. <20 次　　　　　　　E. <30 次

13. 王女士,妊娠 34 周,胎膜早破。为了解胎儿成熟度,需做的检查是

A. 孕妇尿 E$_3$ 测定　　　B. 孕妇血清 HPL 测定　　C. 羊水 AFP 测定

D. 羊水 L/S 比值测定　　E. 孕妇阴道脱落细胞检查

14. 张宝宝,出生 1 分钟时,心率 80 次/分,呼吸 20 次/分,且不规则,肌张力好,吸痰有喉反射,四肢发紫,Apgar 评分为

A. 3　　　　　　　　　　B. 4　　　　　　　　　　C. 5

D. 6　　　　　　　　　　E. 7

15. 李宝宝,出生呼吸 18 次/分且不规则,心率 90 次/分,全身苍白,四肢瘫软。经清理呼吸道后的抢救措施是

A. 给氧　　　　　　　　B. 人工呼吸　　　　　　C. 注射呼吸兴奋剂

D. 胸外按压　　　　　　　　E. 给予抗生素

16. 借助胎头吸引器娩出的新生儿,生后 1 分钟 Apgar 评分 3 分。此时首要措施应是
    A. 口对口人工呼吸　　　　　B. 面罩吸氧
    C. 气管插管吸出羊水和黏液　D. 脐静脉注射 5% 碳酸氢钠液
    E. 放置暖箱

17. 王女士,孕 34 周,出现胎动加快,胎心率减少。下列措施**错误**的是
    A. 给予吸氧吸入　　　　　　B. 纠正酸中毒
    C. 静滴 5% 葡萄糖、维生素 C　D. 迅速人工破膜
    E. 左侧卧位

A3/A4 型题

(18~20 题共用题干)

张女士,足月妊娠,于阴道助产下分娩一男婴,新生儿出生时无呼吸,全身苍白,四肢瘫软,Apgar 评分为 3 分,积极抢救复苏,5 分钟后评分 8 分。

18. 该新生儿出生时出现了
    A. 新生儿骨折　　　B. 新生儿轻度窒息　　C. 新生儿重度窒息
    D. 新生儿臂丛神经损伤　　E. 新生儿肺炎

19. 在新生儿抢救复苏过程中,以下**错误**的是
    A. 抢救时注意保暖　　B. 抢救时新生儿取侧卧位　　C. 加压给氧
    D. 气管插管,清理呼吸道　　E. 静脉给药,纠正酸中毒

20. 新生儿复苏成功后的护理,**不妥**的是
    A. 严密观察面色、呼吸、哭声　　B. 保持病房安静　　C. 恰当延期哺乳
    D. 补充营养,必要时静脉补液　　E. 保持清洁,每天淋浴

(凌银婵)

第七章　异常妊娠孕妇的护理

【重点、难点精编】

1. **流产**　妊娠不满 28 周,胎儿体重不足 1000g 而终止者,称为流产。主要症状是阴道流血和腹痛。可分为先兆流产、难免流产、不全流产、完全流产、稽留流产、习惯性流产。不同流产类型的临床特点及处理原则不同。先兆流产给予保胎治疗;难免流产、不全流产立即清宫;稽留流产尽快清宫。

2. **异位妊娠**　输卵管妊娠是最常见的异位妊娠,且以壶腹部最多。主要原因是慢性输卵管炎,常见的病理结局有输卵管妊娠流产和输卵管妊娠破裂,主要症状是停经、腹痛、阴道流血、晕厥与休克。当发生输卵管妊娠流产和输卵管妊娠破裂时,阴道后穹隆穿刺可协助确诊。护理包括手术治疗的护理和保守治疗的护理。

3. **前置胎盘**　胎盘附着于子宫下段或直接覆盖在子宫颈内口上,其位置低于胎儿的先露部,称为前置胎盘。分为完全性、部分性、边缘性前置胎盘。主要原因是子宫内膜病变。主要症状是无痛性阴道流血。B 超检查可以确诊前置胎盘并明确类型,严禁肛查和灌肠。剖宫产是处理前置胎盘的主要手段。妊娠 37 周以前,阴道流血少,孕妇一般情况好,胎儿存活者采取期待疗法。护理重点是期待疗法的护理。

4. **胎盘早剥**　妊娠 20 周后或分娩时,正常位置的胎盘在胎儿娩出前部分或全部与子宫壁剥离,称为胎盘早剥。病理变化是底蜕膜出血。分为显性出血、隐性出血和混合性出血。重型胎盘早剥多见于重度妊娠期高血压疾病,胎盘剥离面常超过胎盘的 1/3,以内出血为主,主要症状是突然发生的持续性腹痛。可并发 DIC、产后出血、急性肾衰竭及胎儿宫内死亡。

5. **妊娠期高血压疾病**　常发生于妊娠 20 周以后,主要特征是高血压、蛋白尿和水肿。最基本的病理变化是全身小动脉痉挛。根据临床表现分为 3 类,治疗原则主要是解痉,首选药物为硫酸镁。硫酸镁的给药量、速度、毒性反应和注意事项及子痫病人的抢救措施在护理上极为重要。

6. **早产**　妊娠满 28 周至不足 37 周分娩者称为早产。如无胎儿宫内窘迫,应注意休息,减少刺激,抑制宫缩,尽可能维持妊娠。

7. **过期妊娠**　平时月经规律,妊娠达到或超过 42 周而尚未临产者,称为过期妊娠。

8. **羊水过多**　是指妊娠期羊水量超过 2000ml 者。羊水过多常伴有中枢神经系统畸形和消化道畸形。羊膜腔穿刺放羊水,可缓解症状。注意羊水流出速度以 500ml/h 为宜,一次放羊水量不宜超过 1500ml。

9. **双胎妊娠**　易发生贫血、妊娠期高血压疾病、羊水过多、前置胎盘、胎膜早破、早产、胎位异常、胎盘早剥、产后出血、产后休克及产褥感染等。

【自测题】

A1 型题

1. 习惯性流产是指

　　A. 两次或两次以上的自然流产

B. 三次或三次以上的自然流产

C. 连续两次或两次以上的自然流产

D. 连续三次或三次以上的自然流产

E. 连续四次或四次以上的自然流产

2. 引起早期流产的原因中最主要的是

A. 染色体异常　　　　　　　B. 黄体功能低下　　　　　　C. 接触有害毒物

D. 创伤　　　　　　　　　　E. 宫口松弛

3. 有关流产的定义,以下选项正确的是

A. 妊娠 <20 周,胎儿体重 <500g

B. 妊娠 <28 周,胎儿体重 <1000g

C. 妊娠 20~28 周,胎儿体重 <500g

D. 妊娠 12~27 周,胎儿体重 <500g

E. 妊娠 12~28 周,胎儿体重 <1000g

4. 过期妊娠是指妊娠超过

A. 42 周　　　　　　　　　　B. 43 周　　　　　　　　　　C. 41 周

D. 40 周　　　　　　　　　　E. 44 周

5. 最常见的引起异位妊娠的原因是

A. 内分泌失调　　　　　　　B. 受精卵游走　　　　　　　C. 肿瘤

D. 输卵管结扎术后再通　　　E. 慢性输卵管炎

6. 关于异位妊娠正确的是

A. 受精卵着床于腹腔以外

B. 受精卵着床于子宫体腔以外

C. 受精卵着床于子宫及附件以外

D. 受精卵着床于子宫以外

E. 受精卵着床于子宫颈管以外

7. 异位妊娠最易发生的部位是在

A. 宫颈　　　　　　　　　　B. 卵巢　　　　　　　　　　C. 输卵管

D. 阴道　　　　　　　　　　E. 阔韧带

8. 关于妊娠期高血压疾病的基本病理变化是

A. 水肿　　　　　　　　　　B. 蛋白尿　　　　　　　　　C. 眼底出血

D. 高血压　　　　　　　　　E. 全身小动脉痉挛

9. 当受精卵着床于输卵管时,绒毛向管壁方向侵蚀并穿透浆膜,将孕卵排入腹腔时称

A. 输卵管妊娠流产　　　　　B. 继发腹腔妊娠　　　　　　C. 输卵管妊娠破裂

D. 陈旧性宫外孕　　　　　　E. 胚胎死亡

10. 下列有关输卵管妊娠破裂的临床表现,**错误**的是

A. 出现撕裂样疼痛　　　　　B. 宫颈举痛　　　　　　　　C. 会引起休克、晕厥

D. 后穹隆穿刺抽出不凝固血液　E. 休克程度与阴道流血量成正比

11. 下列关于前置胎盘腹部检查,**错误**的是

A. 子宫硬如板状　　　　　　B. 胎心正常　　　　　　　　C. 胎先露高浮

D. 胎位清楚　　　　　　　　　　E. 子宫大小与孕周相符

12. 胎盘早剥的病理变化是

    A. 胎盘边缘出血　　　　　　B. 底蜕膜出血　　　　　　C. 真蜕膜出血

    D. 胎盘血管痉挛　　　　　　E. 包蜕膜出血

13. 羊水过少指足月妊娠时羊水量少于

    A. 600ml　　　　　　　　　B. 400ml　　　　　　　　C. 300ml

    D. 200ml　　　　　　　　　E. 150ml

14. 羊水过多是指妊娠期羊水量超过

    A. 4000ml　　　　　　　　B. 3000ml　　　　　　　C. 2000ml

    D. 1500ml　　　　　　　　E. 1000ml

A2 型题

15. 李女士，初孕妇，29 岁。因"停经 9 周，阴道流血逐渐加重 11 天"入院。病人于 11 天前出现阴道流血，逐渐加重，伴下腹疼痛，阴道无组织物流出。病人最可能出现的是

    A. 习惯性流产　　　　　　B. 稽留流产　　　　　　C. 不全流产

    D. 难免流产　　　　　　　E. 完全流产

16. 苏女士，22 岁，因"人工流产后阴道流血 9 天"入院。病人于停经 45 天在院外行人工流产。现术后 9 天，阴道仍有多量流血，有臭味，体温是 38℃，血象白细胞 1.5×10^9/L，中性 90%。请问该病人最可能的诊断是

    A. 急性盆腔炎　　　　　　B. 宫外孕继发感染　　　　C. 不全流产

    D. 流产继发感染　　　　　E. 难免流产

17. 吴女士，30 岁。因"停经 13 周，阴道多量流血 5 小时"而就诊。病人 5 小时前无明显诱因出现多量阴道流血，伴下腹阵发性疼痛。妇科检查宫颈口已开，宫口有妊娠物堵塞，宫体如妊娠 2 个月大小。该病人最可能的诊断是

    A. 不全流产　　　　　　　B. 完全流产　　　　　　　C. 难免流产

    D. 急性盆腔炎　　　　　　E. 流产继发感染

18. 苏女士，27 岁。因"停经 55 天，左下腹隐痛 12 天，加重半天"而就诊。病人自诉 12 天前出现左下腹隐痛，伴有少量阴道出血，今起腹痛加重而就诊，妊娠试验阳性。妇检：宫颈举痛，子宫正常大小，附件区触及边界不清之块物，有压痛。该病人最有可能的诊断是

    A. 卵巢囊肿继发感染　　　B. 输卵管妊娠　　　　　　C. 附件炎

    D. 难免流产　　　　　　　E. 流产继发感染

19. 王女士，因"停经 20 周，下腹膨隆不明显"入院。自诉近几周来感下腹没有明显增大，且未感胎动。妇检：宫颈口闭，子宫 2^+ 月妊娠大小。B 超未探测到胎心。病人最可能出现的是

    A. 失血性休克　　　　　　B. 胎盘早剥　　　　　　　C. DIC

    D. 肾衰竭　　　　　　　　E. 前置胎盘

20. 刘女士，27 岁。因"停经 17 周，少量阴道流血 5 小时"就诊。病人于 5 小时前出现阴道流血，检查宫颈口未开，B 超示胎心 150 次/分。下列护理措施**不正确**的是

    A. 遵医嘱给予硫酸镁保胎　B. 监测阴道流血量　　　　C. 心理护理

D. 做好清宫术术前准备　　　　E. 绝对卧床休息

21. 梁女士,29 岁。因"停经 18 周,少量阴道流血 5 小时"入院。病人曾连续流产过 2 次,本次妊娠再次出现阴道流血,检查宫颈口未开,下列护理措施**错误**的是

　　A. 心理护理　　　　　　　　B. 积极寻找病因　　　　C. 适当活动

　　D. 监测阴道流血量　　　　　E. 遵医嘱给予镇静剂保胎

22. 周女士,因"连续自然流产 2 次"入院。检查发现宫颈内口松弛,应行宫颈内口缝扎术的时间为

　　A. 19 ~ 23 周　　　　　　　B. 16 ~ 19 周　　　　　C. 14 ~ 16 周

　　D. 11 ~ 14 周　　　　　　　E. 8 ~ 11 周

23. 王女士,25 岁。因"停经 11 周,少量阴道流血"入院。妊娠试验阳性,B 超检查示宫内妊娠,活胎。下列护理措施**不正确**的是

　　A. 使用黄体酮保胎　　　　　B. 适当给予宫缩抑制剂　　C. 灌肠

　　D. 绝对卧床休息　　　　　　E. 禁止性生活

24. 曾女士,初孕妇。因"停经 21 周,未感胎动"而就诊。自诉近几周来感下腹没有明显增大,且未感胎动。妇检:宫颈口闭,子宫 2$^+$ 月妊娠大小。拟行刮宫术,应重点进行的检查是

　　A. 凝血功能检查　　　　　　B. 尿常规检查　　　　　C. 肝功能检查

　　D. 血气分析　　　　　　　　E. 肾功能检查

25. 刘女士,因"妊娠期高血压疾病"入院。现妊娠 37 周,自诉担心药物会影响胎儿发育,首先考虑的护理措施是

　　A. 心理护理　　　　　　　　B. 卧床休息　　　　　　C. 增加营养

　　D. 监测生命体征　　　　　　E. 终止妊娠

26. 王女士,26 岁,因"停经 9 周"来医院产检。B 超示子宫稍增大,左侧附件区增厚,内见胎心搏动。病人自诉感左侧下腹隐痛,对病人拟行药物治疗,下列护理措施**错误**的是

　　A. 禁止性生活　　　　　　　B. 便秘者用肥皂水灌肠

　　C. 指导病人卧床休息　　　　D. 指导病人进食高营养易消化的食物

　　E. 密切观察病情变化

27. 黄女士,因"停经 34 周,阴道流血 4 小时"入院。病人 4 小时前无明显诱因出现阴道流血,约 250ml,腹部膨隆,无腹痛,胎心 150 次/分。下列护理措施正确的是

　　A. 做好剖宫产术前准备　　　B. 使用缩宫素　　　　　C. 灌肠

　　D. 监测胎心音　　　　　　　E. 取仰卧位,注意休息

28. 卢女士,26 岁,因"停经 34 周,阴道有少量流血 2 天"入院。病人 2 天前无明显诱因出现少量阴道流血,下腹微痛,宫口未开。B 超胎盘部分覆盖于宫颈口。其最可能的诊断是

　　A. 胎盘早剥　　　　　　　　B. 前置胎盘　　　　　　C. 异位妊娠

　　D. 完全流产　　　　　　　　E. 产后出血

29. 杨女士,26 岁,因"妊娠 35 周,阵发性下腹疼痛 4 小时"入院。病人因 4 小时前不慎摔伤后引起阵发性下腹疼痛,伴有少量阴道流血。检查发现宫口开大 5cm。下列护理措施**错误**的是

　　A. 协助医生接生　　　　　　B. 监测胎心音　　　　　C. 安慰产妇

D. 密切观察宫缩情况　　　　　　　E. 指导产妇正确使用腹压

30. 何女士,因"妊娠35周,阴道出血约850ml"入院就诊。B超检查诊断为"完全性前置胎盘"需要提前终止妊娠。为避免早产儿发生呼吸窘迫综合征,能促进肺成熟的药物是

    A. 地塞米松　　　　　　B. 维生素 K_1　　　　　　C. 阿司匹林

    D. 沙丁胺醇　　　　　　E. 吸氧

31. 方女士,27岁,因"妊娠29周,胎儿发育异常"入院就诊。病人在孕早期曾患感冒,因而担心胎儿的发育。病人最**不可能**出现的护理诊断是

    A. 恐惧　　　　　　　　B. 焦虑　　　　　　　　C. 预感性悲哀

    D. 疼痛　　　　　　　　E. 生长发育改变

32. 吉女士,因"停经 43^{+6} 周"入院就诊,医生做了引产的决定,但家属担心对胎儿有影响。护士应为病人做的工作是

    A. 解释过期妊娠对胎儿的危害　　B. 介绍引产方法　　　　C. 鼓励等待

    D. B超检查　　　　　　E. 监测胎心

33. 杨女士,因"停经60天,阴道多量流血伴下腹阵发性疼痛1天"入院。妇检:子宫稍大,宫口有胚胎组织堵塞。以下紧急止血措施中最有效的是

    A. 注射止血药　　　　　B. 腹部压迫　　　　　　C. 纱布填塞阴道口

    D. 刮宫术　　　　　　　E. 输血

34. 吴女士,因"妊娠33周,突然发生阴道流血2小时"入院。病人2小时前无明显诱因出现阴道流血,约300ml,无腹痛。最可能的疾病是

    A. 胎盘早剥　　　　　　B. 前置胎盘　　　　　　C. 流产

    D. 胎儿窘迫　　　　　　E. 妊娠期高血压疾病

35. 张女士,因"妊娠 37^{+4} 周,下腹持续性疼痛2小时"就诊入院。病人2小时前无明显诱因出现下腹持续性疼痛,伴少量阴道流血。检查:子宫硬如板状,胎位不清,胎心80次/分,有压痛。病人的诊断是

    A. 早产　　　　　　　　B. 胎儿窘迫　　　　　　C. 胎盘早剥

    D. 前置胎盘　　　　　　E. 妊娠期高血压疾病

36. 王女士,26岁,因"妊娠39周,下腹阵发性疼痛8小时"入院。查宫口开大4cm,于3小时后分娩一健康男婴,发现胎盘后有凝血压迹。王女士最有可能的疾病是

    A. 胎盘早剥　　　　　　B. 产后出血　　　　　　C. 前置胎盘

    D. 胎儿窘迫　　　　　　E. 异位妊娠

37. 孙女士,32岁,因"停经55天,右下腹剧痛1小时"急诊入院。病人1小时前无明显诱因出现右下腹剧痛,伴少量阴道流血。检查:脉搏115次/分,血压82/50mmHg,四肢厥冷,面色苍白。其目前最主要的护理诊断是

    A. 生长发育改变　　　　B. 有感染的危险　　　　C. 焦虑

    D. 知识缺乏　　　　　　E. 组织灌注无效

38. 袁女士,因"妊娠23周,腹部明显胀大1周"就诊入院。病人近1周腹部明显增大,腹胀痛。检查:子宫大于妊娠月份,B超检查羊水量超过2000ml,胎心不清。护理时注意给病人

    A. 利尿剂　　　　　　　　B. 取半卧位减轻压迫症状　　C. 镇静剂

     D. 人工破膜引产　　　　　　　　E. 指导活动

39. 李女士,因"妊娠 33 周,发现血压升高"就诊。自诉产前检查以来第一次发现血压高达 165/115mmHg,诊断为"妊娠期高血压疾病"。治疗期间突然出现抽搐、昏迷。下列护理措施**错误**的是
     A. 保持呼吸道通畅　　　　B. 专人护理　　　　C. 保持环境安静
     D. 减少刺激　　　　　　　E. 保持病房清洁明亮

40. 吴女士,32 岁,因"停经 50 天,右下腹撕裂样痛 1 小时"急诊入院。查血压 85/55mmHg,脸色苍白,脉细速。妇检:宫颈举痛,阴道后穹隆穿刺抽出 10ml 不凝固血。最佳处理方式是
     A. 心理安慰　　　　　　　B. 药物杀胚治疗　　　　C. 嘱其取左侧卧位
     D. 抗休克并剖腹探查　　　E. 防治感染

41. 孙女士,因"停经 36^{+5} 周"入院产前检查。B 超示胎盘功能减退,需提前终止妊娠,为防止新生儿呼吸窘迫综合征。下列指标示胎肺成熟的是
     A. 卵磷脂与鞘磷脂之比为 1.5　　B. 卵磷脂与鞘磷脂之比为 1.0
     C. 卵磷脂与鞘磷脂之比为 0.5　　D. 卵磷脂与鞘磷脂之比为 2.5
     E. 卵磷脂与鞘磷脂之比为 2.0

42. 毛女士,因"妊娠 33 周,发现血压升高"就诊,诊断为妊娠期高血压疾病。为防止产后出血,下列**不正确**的是
     A. 产程中用麦角新碱加强宫缩　　B. 出现胎儿窘迫应行剖宫产
     C. 产后注意阴道流血情况　　　　D. 缩短第二产程
     E. 分娩过程中注意宫缩情况

43. 吕女士,35 岁,因"妊娠 38 周,血压 150/95mmHg"而就诊。对其宣教的内容中,以下**错误**的是
     A. 多卧床休息　　　　　B. 自数胎动　　　　C. 取左侧卧位
     D. 高营养高脂肪饮食　　E. 出现胸闷、心悸等症状及时就诊

44. 丁女士,因"妊娠 37 周,下腹持续性疼痛 2 小时"入院。丁女士 2 小时前腹部受到剧烈撞击后出现下腹持续性疼痛,诊断为"Ⅲ度胎盘早剥"。以下护理措施**错误**的是
     A. 积极做好术前准备　　　B. 积极抢救休克
     C. 密切观察病情进展　　　D. 嘱病人适当活动
     E. 抑制宫缩

45. 陆女士,26 岁,因"妊娠 29 周,阴道大量出血 2 小时"而就诊。病人 2 小时前无明显诱因出现阴道大量流血,无腹痛,查血压 85/50mmHg,面色苍白。其目前最主要的护理诊断是
     A. 组织灌注量无效　　　B. 恐惧　　　　C. 有感染的危险
     D. 体液过多　　　　　　E. 疼痛

46. 汪女士,33 岁,因"妊娠 36 周合并先天性心脏病"而就诊。分诊时该病人应分到诊室的是
     A. 产科门诊　　　　　　B. 内科门诊　　　　C. 优生门诊
     D. 高危门诊　　　　　　E. 外科门诊

47. 余女士,因"妊娠 33 周,胸闷 2 周"而就诊。其自诉近 20 天来腹部增大明显,2 周前出现胸闷,担心胎儿而来就诊。B 超示 AFI 37cm,胎儿无畸形。医生决定拟行放羊水,以下护理措施**错误**的是

    A. 密切观察孕妇情况　　　　　B. 每小时放羊水量不超过 500ml

    C. 每次放羊水量不超过 2500ml　D. 做好抢救新生儿的准备

    E. 做好输液输血准备

48. 丁女士,33 岁,因"妊娠 37^{+3} 周"入院产前检查。查后发现胎儿有宫内缺氧表现,医生决定用提高胎儿对缺氧耐受力的药物治疗。以下最适合的药物是

    A. 硫酸镁　　　　　　　　　　B. 10% 葡萄糖 500ml + 维生素 C 2g

    C. 地西泮　　　　　　　　　　D. 哌替啶

    E. 肝素

49. 王女士,孕 34 周,因"阵发性腹痛 2 小时"而就诊。查宫口扩张 5cm,宫缩 45 秒/4 ~ 6 分,胎心音 134 次/分。其最有可能的诊断是

    A. 早产　　　　　　　B. 流产　　　　　　　C. 胎盘早剥

    D. 异位妊娠　　　　　E. 前置胎盘

50. 刘女士,因"妊娠 30 周,突然发生大量阴道流血"就诊。病人今早发现自己躺于血泊中,急诊入院时四肢冰冷,脸色苍白,血压 65/30mmHg。其目前最主要的护理诊断是

    A. 生长发育改变　　　　B. 焦虑　　　　　　C. 组织灌注量不足

    D. 体温升高　　　　　　E. 恐惧

51. 徐女士,因"妊娠 36 周,突然发生阴道流血"入院。孕妇昨晚无明显诱因阴道流血,约有 450ml,无腹痛,查血压 102/60mmHg,子宫与孕周相符,胎位清,胎心音 122 次/分。下列处理正确的是

    A. 肛查了解病情　　　　B. 人工破膜　　　　C. 期待疗法

    D. 灌肠　　　　　　　　E. 行剖宫产术

52. 卢女士,初孕妇,因"突发性下腹剧痛"急诊入院。诊断为"Ⅲ度胎盘早剥"而行剖宫产术。病人若再次怀孕最适宜时间是

    A. 月经恢复　　　　　　B. 术后 1 年　　　　C. 术后 2 年

    D. 术后半年　　　　　　E. 术后 1 年半

53. 王女士,26 岁。因"妊娠 31 周"入院例行产检,向护士请教胎儿健康问题。下列可测定胎儿是否安全的方法是

    A. 缩宫素激惹试验　　　B. 胎动计数　　　　C. 听胎心音

    D. 羊水检查　　　　　　E. 测肌酐

54. 李女士,27 岁,因"妊娠 33 周,检查发现羊水过多"入院。查胎儿无畸形,胎心音 145 次/分。处理方法正确的是

    A. 人工破膜　　　　　　B. 引产　　　　　　C. 期待疗法

    D. 剖宫产　　　　　　　E. 产钳助产

55. 李女士,34 岁,因"妊娠 29 周,发现血压升高"就诊。测血压 160/105mmHg,尿蛋白 (+ +),伴有大腿以下水肿,自诉头痛眼花。病人的诊断为

    A. 胎盘早剥　　　　　　B. 子痫前期重度　　C. 宫缩乏力

D. 胎儿宫内窘迫　　　　　　　E. 妊娠合并心脏病

56. 姚女士,25 岁,因"妊娠 29 周,下腹持续性疼痛 2 小时"入院。病人 2 小时前因腹部撞伤出现持续性下腹疼痛,血压 88/60mmHg,面色苍白,急诊手术时发现子宫收缩差,表面出现紫蓝色淤斑。最可能的诊断是

    A. 流产　　　　　　　　　　B. 隐性出血　　　　　　　C. 显性出血

    D. 子宫胎盘卒中　　　　　　E. 前置胎盘

A3/A4 型题

(57~58 题共用题干)

伍女士,因"妊娠 31 周,发现血压升高"就诊。查血压 160/95mmHg,尿蛋白(++),诊断为妊娠期高血压疾病,用硫酸镁治疗。

57. 如果出现中毒反应,宜选用的解毒药是

    A. 毛花苷丙　　　　　　　　B. 10% 葡萄糖酸钙　　　　C. 硝酸甘油

    D. 右旋糖酐铁　　　　　　　E. 甘露醇

58. 应注意呼吸**不少于**

    A. 18 次/分　　　　　　　　B. 16 次/分　　　　　　　C. 14 次/分

    D. 12 次/分　　　　　　　　E. 20 次/分

(59~61 题共用题干)

朱女士,26 岁,因"停经 9 周,右下腹撕裂样疼痛 2 小时"急诊入院,病人 2 小时前无明显诱因出现右下腹撕裂样疼痛,伴少量阴道流血。妇检:后穹隆饱满,宫颈举痛,右侧附件区压痛明显。

59. 病人最主要的护理诊断是

    A. 舒适的改变　　　　　　　B. 疼痛　　　　　　　　　C. 组织灌注无效

    D. 有感染的危险　　　　　　E. 知识缺乏

60. 病人最可能的诊断是

    A. 早产　　　　　　　　　　B. 妊娠期高血压疾病　　　C. 前置胎盘

    D. 异位妊娠　　　　　　　　E. 胎盘早剥

61. 目前最适宜的护理措施是

    A. 给予止痛药　　　　　　　B. 指导卧床休息

    C. 立即做好术前准备　　　　D. 指导进食、缓解腹痛

    E. 行腹腔镜检查

(62~63 题共用题干)

郑女士,未婚,因"人工流产术后出现高热"入院。有性生活史。于停经 60 天在私人诊所行人工流产术。术后 2 天出现高热、寒战,T 39℃,下腹疼痛。

62. 病人最可能的诊断是

    A. 流产合并感染　　　　　　B. 前置胎盘　　　　　　　C. 胎盘早剥

    D. 异位妊娠　　　　　　　　E. 早产

63. 对其护理措施**错误**的是

    A. 遵医嘱用抗生素　　　　　B. 行床边隔离

C. 立即配合医生行刮宫术   D. 指导卧床休息

E. 保持外阴清洁干燥

(64~65 题共用题干)

马女士,33 岁,因"妊娠 36 周,头晕眼花 2 小时"就诊。自诉近 20 天来常感胸闷、心悸,2 小时前出现头晕眼花、视物模糊。查血压 160/110mmHg,尿蛋白(+++),双下肢水肿。

64. 首选的解痉药物是

A. 硫酸镁   B. 前列腺素   C. 冬眠合剂

D. 地高辛   E. 缩宫素

65. 病人最可能的诊断是

A. 子痫   B. 子痫前期轻度   C. 妊娠期高血压

D. 子痫前期重度   E. 早产

(66~68 题共用题干)

方女士,36 岁,因"妊娠 31 周,感头晕头痛 6 天"而就诊。查血压 160/110mmHg,水肿(+++),尿蛋白(+++),因家庭困难未能住院治疗,医生给予降压、利尿药物治疗,并嘱咐有异常及时就诊。

66. 孕妇回家治疗的第 4 天,突感眼花头晕、恶心,急送入院,其最有可能的潜在并发症是

A. 妊娠高血压   B. 子痫   C. DIC

D. 脑出血   E. 肾衰竭

67. 入院 6 小时后,病人抽搐发作,下列护理措施**错误**的是

A. 立即用解痉药物   B. 高营养膳食

C. 取下活动义齿   D. 在上、下臼齿之间放置开口器

E. 放入单人暗室

68. 经抢救后,孕妇停止抽搐,意识清楚,诉腹部疼痛,检查发现子宫已有规律性收缩,宫口开大 5cm,若采取阴道分娩,以下护理措施**错误**的是

A. 灌肠   B. 听胎心   C. 观察生命体征

D. 观察宫缩   E. 安慰病人

(69~72 题共用题干)

王女士,初孕妇,因"妊娠 29 周,下腹疼痛 1 小时"而就诊,孕妇于晨起摔伤,腹部受撞击后,感到疼痛,急诊入院。

69. 入院观察 2 小时后,发现阴道有少量出血,但血压降至 60/40mmHg,此时病人的护理诊断**不妥**的是

A. 组织灌注无效   B. 生长发育改变   C. 疼痛

D. 体液过多   E. 有感染的危险

70. 检查发现子宫硬如板状,有压痛,子宫大于孕周。其最有可能的诊断是

A. 胎盘早期剥离   B. 早产   C. 前置胎盘

D. 宫外孕   E. 羊水过多

71. 病人急行剖宫产术,术中发现子宫表面呈紫蓝色斑点,**不可能**出现的是

A. 胎儿窘迫   B. DIC   C. 高血压

D. 肾衰竭　　　　　　　　E. 产后出血

72. 术后病人得知子宫被切除,出现绝望情绪,此种情况下护士要做好
   A. 心理护理　　　　　B. 保持会阴清洁　　　　C. 指导避孕
   D. 观察生命体征　　　E. 指导病人加强锻炼

（林力敏）

第八章　妊娠合并症孕产妇的护理

【重点、难点精编】

第一节　妊娠合并心脏病的护理

妊娠合并心脏病是妇女在围生期患有的一种严重合并症,是孕产妇死亡的重要原因之一,在我国孕产妇死因顺位中居第二位,占非直接产科死因的首位。

一、妊娠、分娩与心脏病的相互影响

1. **妊娠、分娩对心脏病的影响**　因血容量增加和心脏位置的改变,加重心脏负担。妊娠 32~34 周、分娩期及产褥期的最初 3 日内,容易发生心力衰竭,是心脏病孕产妇最危险的时期。

2. **心脏病对妊娠、分娩的影响**　心脏病不影响受孕,一旦妊娠易致胎儿窘迫、胎儿生长受限、死胎或新生儿窒息。

二、护理评估

1. **健康史**　仔细了解孕妇的既往史和产科病史,评估有无诱发心力衰竭的因素。

2. **身体状况**

(1)判定心功能状态:根据 NYHA 分级方案和 AHA 的客观指标评估方法,确定孕产妇的心功能。

(2)症状:心悸、气短,活动后加重。心功能异常的症状有劳力性呼吸困难、经常性夜间端坐呼吸、咯血、经常性胸闷、胸痛等。

(3)体征:发绀、杵状指、持续性颈静脉怒张,心脏收缩期杂音;有心包摩擦音、舒张期奔马率、交替脉等;观察有无水肿。

(4)早期心力衰竭的表现

1)轻微活动后即有胸闷、气急及心悸。

2)休息时心率超过 110 次/分,呼吸超过 20 次/分。

3)夜间常因胸闷而坐起,或需到窗口呼吸新鲜空气。

4)肺底部出现少量持续性湿啰音,咳嗽后不消失。

3. **心理-社会支持状况**　孕妇因缺乏相关知识心理负担较重,常产生焦虑和恐惧的心理。

4. **辅助检查**

(1)影像学检查:X 线检查显示心脏扩大或肺淤血。

(2)其他检查

1)心电图检查:提示各种心律失常或心肌受损。

2)超声心动图:准确反映心腔大小、心瓣膜结构及血流动力学改变。

3）B超和胎儿电子监护仪检查。

5. 治疗原则及主要措施　积极防治心力衰竭和感染。

（1）孕前咨询：确定是否适宜妊娠。心功能 I ～ II 级、既往无心力衰竭史和并发症者，可以在严密监护下妊娠。心功能 III ～ IV 级、既往有心力衰竭史、严重心律失常、心脏疾病急性期或年龄在 35 岁以上者不宜妊娠。

（2）妊娠期：确定能否继续妊娠。凡不宜继续妊娠者，控制心衰后，于妊娠 12 周前终止妊娠；妊娠超过 12 周者，应于密切监护下继续妊娠。

（3）分娩期：选择适宜的分娩方式，防止心力衰竭。

（4）产褥期：产后 3 天内，特别是产后 24 小时内，是心力衰竭发生的危险时期，应嘱产妇充分休息并严密监护。心功能 III 级及以上者不宜哺乳。

三、护 理 措 施

1. 妊娠期护理

（1）加强产前保健：妊娠 20 周前每 2 周 1 次；妊娠 20 周后每周 1 次。心功能 III 级及以上，有心力衰竭征象者，应立即入院治疗。心功能 I ～ II 级者，应在妊娠 36 ～ 38 周提前入院待产。

（2）指导休息活动：避免过度劳累，保证孕妇每天至少 10 小时睡眠，中午休息 2 小时。休息时宜采取左侧卧位，略抬高床头，必要时遵医嘱吸氧并指导孕妇胎动计数，预防胎儿窘迫。

（3）注意营养饮食。

（4）消除心力衰竭的诱因：贫血、心律失常、妊娠期高血压疾病、各种感染尤其是上呼吸道感染均可诱发心力衰竭，应注意避免。

2. 分娩期护理

（1）经阴道分娩者的护理

1）第一产程：密切观察产妇的心率、呼吸、脉搏和血压，动态评估心脏功能，观察产程进展，每 30 分钟听胎心 1 次。

2）第二产程：每 10 分钟听胎心 1 次，指导产妇避免屏气用力，宫口开全后行阴道助产术缩短产程。

3）第三产程：胎儿娩出后，于产妇腹部放置 1 ～ 2kg 重的沙袋，防止腹压骤降诱发心力衰竭。产后宫缩乏力者，遵医嘱静脉或肌内注射缩宫素 10 ～ 20U；禁用麦角新碱。

（2）剖宫产手术的护理：术前遵医嘱用药改善病人的心脏功能，做好剖宫产手术准备与新生儿窒息的抢救准备。术中、术后严格控制输液量和速度，注意心脏功能的评估。

3. 产褥期护理

（1）预防心力衰竭：产后 72 小时严密监测生命体征，保证产妇休息，尤其产后 24 小时内需绝对卧床，必要时遵医嘱给予镇静剂。

（2）预防产后出血和感染：及时评估膀胱充盈情况，观察子宫收缩和阴道流血量，保持外阴清洁，注意体温和恶露变化，遵医嘱应用缩宫素和抗生素。

（3）指导哺乳：心功能 I ～ II 级的产妇可哺乳，但应避免劳累；心功能 III ～ IV 级者不宜哺乳，应指导退乳及人工喂养的方法，新生儿按高危儿护理。

4. 心力衰竭的护理

(1)体位:取端坐位,双腿下垂。

(2)吸氧:急性心力衰竭者,高流量(6~8L/min)鼻导管吸氧,经50%乙醇湿化吸入,有利于改善通气。慢性心力衰竭者鼻导管吸氧,氧流量2~4L/min。

(3)用药护理:急性心力衰竭者,遵医嘱开放静脉通道,缓慢静脉注射吗啡、呋塞米和地高辛等纠正心衰的药物。心力衰竭者输液速度以15~30滴/分为宜。

5. 健康指导

(1)孕前咨询:确定心脏病病人是否适宜妊娠,不宜妊娠者指导其严格避孕。

(2)告知孕妇加强产前检查和监护的必要性,指导胎动计数,避免诱发心衰的因素,学会识别早期心力衰竭的征象,不适应立即就诊。

(3)产后指导:产妇及家属一起制订渐进式的康复计划,逐步恢复自理能力;选择并指导适宜的喂养方式。

第二节　妊娠合并病毒性肝炎的护理

病毒性肝炎是由多种病毒引起的以肝脏病变为主的传染性疾病,以妊娠合并乙型肝炎最常见。

一、妊娠、分娩与病毒性肝炎的相互影响

1. 妊娠、分娩对病毒性肝炎的影响　妊娠期孕妇新陈代谢率增加,营养物质消耗增多,肝糖原储备减少,大量雌激素需在肝脏灭活,使肝脏负担加重。

2. 病毒性肝炎对妊娠、分娩的影响

(1)对孕产妇的影响:加重早孕反应;妊娠期高血压疾病发生率增高;凝血因子合成减少,容易发生产后出血,并可能诱发肝性脑病和肝肾综合征。

(2)对胎儿及新生儿的影响:胎儿畸形、流产、早产、死胎及新生儿死亡等明显增加。

(3)母婴传播:包括垂直传播、产时传播、产后传播。

二、护理评估

1. 健康史　了解孕产妇有无肝炎家族史、肝炎病人密切接触史、输血或注射血制品史,有无重型肝炎的诱发因素,了解其治疗用药情况。

2. 身体状况

(1)症状:食欲减退、乏力、厌油腻、恶心、呕吐、腹胀和肝区疼痛等消化道症状。重症肝炎出现黄疸、畏寒、发热、频繁呕吐、腹胀和腹水,嗜睡、昏迷等。

(2)体征:皮肤、巩膜黄染,肝大或缩小(重症肝炎),肝区叩击痛等。

3. 心理-社会支持状况　评估孕产妇是否因为疾病的传染性而烦躁、焦虑和自卑。

4. 辅助检查

(1)实验室检查

1)肝功能检查:血清丙氨酸氨基转移酶(ALT)升高,大于正常10倍以上,血清胆红素 > 17μmol/L,尿胆红素阳性、凝血酶原时间延长,均有助于肝炎诊断。

2)血清病原学检测。

3)凝血功能检查:凝血酶原时间,纤维蛋白原含量和血小板数。

(2)其他检查:B超和胎儿电子监护仪检查,了解胎儿发育和宫内安危状况。

5. 治疗原则及主要措施　肝炎病人原则上不宜妊娠。妊娠期肝炎的治疗原则同非孕期肝炎;分娩期宫口开全后适时行助产术,缩短第二产程;产褥期选用对肝脏损害较小的抗生素预防感染。

三、护 理 措 施

1. 加强宣教,普及疾病知识　重视高危人群及婴幼儿童疫苗接种。重视围婚期保健,夫妻一方患有肝炎者应使用避孕套以免交叉感染。已患肝炎的育龄妇女应做好避孕。急性肝炎者应在痊愈后半年,最好2年后在医师指导下妊娠。

2. 妊娠期护理

(1)注意休息和营养:增加优质蛋白、高维生素、低脂食物的摄入,多食蔬菜和水果,保持大便通畅,减少氨及毒素的吸收。

(2)加强产前检查,防止交叉感染:定期进行肝功能检查。

(3)加强病情观察,预防并发症:注意肝性脑病的前驱表现,如淡漠、嗜睡、性格改变、行为异常和扑翼样震颤等,加强监护。避免应用对肝脏有损害的药物。

3. 分娩期护理

(1)做好分娩准备:产前1周遵医嘱肌内注射维生素K_1,每天20~40mg;查血型及凝血功能,准备新鲜血液。

(2)正确处理产程:适时协助阴道助产术,缩短第二产程,减少体力消耗;胎儿前肩娩出后遵医嘱静脉或肌内注射缩宫素10~20U加强宫缩。胎儿娩出后,抽脐血做血清病原学检查。

(3)严格消毒隔离,预防感染:凡病毒性肝炎产妇使用过的医疗用品均需用2000mg/L含氯制剂浸泡后按相关规定处理。

4. 产褥期护理

(1)预防产后出血:严密观察生命体征、子宫收缩和阴道流血量,注意皮肤黏膜、注射部位出血等凝血障碍的征象,发现异常及时报告医生并配合处理。

(2)指导母乳喂养:母亲仅HBsAg阳性,新生儿接受免疫注射后可母乳喂养。母乳中HBV-DNA阳性者,母血HBsAg、HBeAg及抗-HBc三项阳性及后两项阳性者均不宜哺乳。不宜哺乳者,口服维生素B_6、生麦芽冲剂或乳房外敷芒硝回乳,禁用雌激素。

(3)新生儿免疫接种:采用联合免疫法。方法为新生儿出生后24小时注射乙肝疫苗30μg,48小时内肌注乙肝免疫球蛋白(HBIG)100IU,生后1个月、6个月分别再注射乙肝疫苗10μg。

5. 健康指导

(1)重视高危人群和疫苗接种,提倡婚前检查和孕前检查,加强产前检查。

(2)指导避孕方法,肝炎妇女宜选择避孕套避孕,不宜采用药物避孕,以免加重肝脏负担。肝炎痊愈后至少半年,最好2年后在医师指导下妊娠。

(3)保持乐观情绪,保证休息和营养,遵医嘱按时服药,勿滥用对肝脏可能有损害的药物。

第三节　妊娠合并糖尿病的护理

妊娠合并糖尿病包括妊娠前已患糖尿病和妊娠后才发生或首次发现的糖尿病,后者称妊娠期糖尿病,约占80%以上。

一、妊娠、分娩与糖尿病的相互影响

1. 妊娠、分娩对糖尿病的影响　妊娠可能使隐性糖尿病显性化、使原有糖尿病加重或者既往无糖尿病的孕妇发生妊娠期糖尿病。

2. 糖尿病对妊娠、分娩的影响

(1)对母体的影响:自然流产,妊娠期并发症增加,易出现感染,以泌尿系统最常见。

(2)对胎儿、新生儿的影响:胎儿生长受限、胎儿畸形、流产和早产、巨大儿、新生儿护理窘迫综合征(NRDS)、新生儿易出现低血糖。

二、护理评估

1. 健康史　了解孕妇有无糖尿病史或糖尿病家族史。

2. 身体状况

(1)症状:常见糖尿病症状"三多一少":多饮、多食、多尿、体重减少。

(2)体征:重点评估有无糖尿病并发症。

3. 心理-社会支持状况　由于孕妇和家属对疾病认识不足,对定期产前检查和糖尿病治疗不够重视,易产生焦虑、恐惧心理。

4. 辅助检查

(1)实验室检查

1)空腹血糖测定:妊娠期2次或2次以上空腹血糖≥5.8mmol/L,可诊断GDM。

2)糖筛查试验。

3)肝肾功能检查、尿酮体测定等。

(2)其他检查:B超、胎儿电子监护仪、胎盘功能检查和羊水L/S比值测定。

5. 治疗原则及主要措施　遵循糖尿病的治疗原则,控制血糖在正常范围,减少并发症。

(1)确定能否妊娠:器质病变较轻、血糖控制在正常范围者,可在严密监护下妊娠,反之,则不宜妊娠。

(2)糖尿病治疗:降糖药首选胰岛素,禁忌使用可能对胎儿产生毒性的磺脲类和双胍类降糖药。

三、护理措施

1. 妊娠期护理

(1)加强产前检查:妊娠早期每周检查一次至妊娠第10周,妊娠中期每2周检查一次,32周以后每周检查一次。每月1次肝肾功能检查和眼底检查。

(2)饮食指导:根据体重计算每日需要的热量,热量分配:早餐10%,午餐和晚餐各30%,餐间点心(3次)30%。提倡少食多餐,低盐饮食,控制餐后1小时血糖<8mmol/L。同

时,每天补充钙剂 1~1.2g,叶酸 5mg,铁 15mg 及维生素等微量元素。

（3）适度运动:运动方式以有氧运动最好,运动以不引起心悸、宫缩、胎心率变化为宜,每天至少 1 次,于餐后 1 小时进行,持续 20~40 分钟,以免发生低血糖。

（4）正确用药:遵医嘱使用降糖药胰岛素进行治疗。胰岛素以皮下注射为主,注意根据血糖水平调整用药剂量。

2. 分娩期护理

（1）终止妊娠:原则是在控制血糖,确保母儿安全的情况下尽量延长妊娠时间,应至近预产期(38~39 周)终止妊娠。

（2）分娩护理:分娩前 2 天,遵医嘱肌内注射地塞米松 5mg,每天 2 次,促进胎儿肺成熟。分娩时为防止低血糖,可按每 4g 糖加 1U 胰岛素比例给予输液。避免产程过长,应在 12 小时内结束分娩。

（3）新生儿护理:按早产儿护理,注意保暖和吸氧。出生后 30 分钟开始定时喂服 25% 葡萄糖液。

3. 产褥期护理

（1）调整胰岛素用量:产后 24 小时内胰岛素用量应减至原用量的 1/2,48 小时减至原用量的 1/3,产后 1~2 周胰岛素用量逐渐恢复至孕期水平。

（2）预防感染:每天给产妇清洗外阴,保持外阴清洁,观察体温、恶露、子宫复旧和伤口情况,遵医嘱应用抗生素。

4. 心理护理

5. 健康指导

（1）指导孕妇正确控制血糖的方法,教会孕妇高血糖和低血糖的症状及紧急处理步骤。

（2）糖尿病产妇产后应长期避孕,建议使用避孕套,不宜使用避孕药及宫内避孕器具。

（3）产后 2 个月复查葡萄糖耐量试验,进一步明确诊断,及早干预,减少或推迟显性糖尿病的发生。

第四节　妊娠合并贫血的护理

贫血是妊娠期常见的合并症,常以血红蛋白(Hb)浓度作为诊断标准。以缺铁性贫血最为常见,而广东、广西、海南则是地中海贫血高发区。

一、贫血对妊娠的影响

1. 贫血对孕妇的影响　妊娠可使原贫血病情加重,产后出血和产褥感染发生率增加。

2. 贫血对胎儿的影响　轻度贫血,对胎儿影响不大;重度贫血易致胎儿生长受限、胎儿窘迫、死胎或早产。

二、护理评估

1. 健康史　了解孕妇有无慢性失血性疾病史,有无可能导致铁摄入不足的因素存在。

2. 身体状况

（1）症状:轻度贫血者症状不明显,中、重度贫血者可有头晕、乏力、耳鸣、心悸、食欲缺乏、腹胀、腹泻、记忆力减退等,易出现贫血性心脏病和各种感染性疾病。

(2)体征:皮肤黏膜苍白,以睑结膜、口唇和甲床较明显,皮肤毛发干燥、脱发、指甲脆薄或反甲(指甲呈勺状)、口腔炎和舌炎等。

3. 心理-社会支持状况　孕妇因疲劳乏力产生倦怠心理,担心贫血对母儿的不利影响,出现紧张和焦虑不安情绪。

4. 辅助检查

(1)实验室检查

1)外周血象:血红蛋白<100g/L,红细胞计数<3.5×10¹²/L或血细胞比容<0.30;地中海贫血者平均红细胞容积(MCV)<80fl。

2)血清铁测定:血清铁<5.37μmol/L,总铁结合力>64.44μmol/L。

(2)其他检查:蛋白电泳和基因检测了解地中海贫血的类型,B超和胎儿电子监护仪检查了解胎儿宫内情况。

5. 治疗原则及主要措施　去除病因,补充铁剂,必要时少量多次输血。预防胎儿窘迫、产后出血和感染等并发症发生。

三、护 理 措 施

1. 妊娠期护理

(1)饮食指导:摄取高铁、高蛋白质和高维生素C的食物。

(2)运动与休息:据贫血的程度适当安排体力活动,避免劳累。

(3)正确服用铁剂:为预防贫血,建议妊娠4个月后遵医嘱补充铁剂,首选口服制剂。重度贫血、严重胃肠道反应不能口服铁剂者,可选择右旋糖酐铁或山梨醇铁深部肌内注射。

(4)加强产前检查:重视母儿监测,产前检查时给予血常规检查,指导孕妇胎动计数,注意胎儿宫内生长发育状况的评估,并积极预防各种感染。

2. 分娩期护理　临产前遵医嘱给予维生素K₁等药,并配血备用。酌情于第二产程行阴道助产,以减少产妇体力消耗。胎儿前肩娩出后遵医嘱肌内或静脉注射缩宫素或当胎儿娩出后经阴道或肛门置入卡前列甲酯栓1mg,以加强宫缩。

3. 产褥期护理　产后严密观察生命体征、子宫收缩和阴道流血情况,按医嘱给予铁剂纠正贫血,并给予抗生素预防感染。

4. 心理护理。

5. 健康指导

(1)加强孕期加强营养,合理饮食,进食富含铁和维生素C的食物,避免偏食和挑食。

(2)指导补充铁剂的方法和注意事项。

(3)指导产后注意避孕,并定期产后随访。

【自测题】

A1型题

1. 以下关于妊娠合并心脏病的叙述,**错误**的是
    A. 是我国孕产妇死亡的主要原因
    B. 以风湿性心脏病为主
    C. 第二产程心脏负担最重

D. 妊娠 32 ~ 34 周时血容量达到高峰

E. 产后 3 天内仍易发心衰

2. 关于妊娠合并心脏病的护理,以下**错误**的是

A. 给予低盐饮食 　　　　　　B. 每天休息应不少于 10 小时

C. 注意防止感冒 　　　　　　D. 预防贫血的发生

E. 输液速度 40 ~ 60 滴/分

3. 妊娠合并心脏病分娩期的护理,下列说法正确的是

A. 严密观察生命体征 　　　　B. 避免产妇屏气用力

C. 胎儿娩出后给予麦角新碱 　　D. 做好新生儿窒息的抢救工作

E. 产后腹部加压处理,避免心力衰竭

4. 妊娠期肝炎对妊娠的影响,**错误**的是

A. 易发生流产 　　　　　　　B. 使早孕反应加重

C. 妊娠期高血压疾病概率增加 　D. 新生儿易发生低血糖

E. 产后易发生产后出血

5. 妊娠合并乙型肝炎,孕妇传染给胎儿的主要方式是

A. 母婴垂直传染 　　　B. 经粪-口传染 　　　C. 经输血传染

D. 经母乳传染 　　　　E. 经血液制品传染

6. 妊娠期糖尿病对妊娠的影响,**不正确**的是

A. 易致巨大儿 　　　　　　　B. 易发生羊水过多

C. 泌尿道感染机会增加 　　　D. 受孕率降低

E. 新生儿易发生呼吸窘迫综合征

7. 关于妊娠期贫血,**错误**的是

A. 以缺铁性贫血常见

B. 贫血孕妇对分娩、手术的耐受性降低

C. 贫血对胎儿影响不大

D. 产后易致出血性休克

E. 妊娠期应积极预防感染发生

A2 型题

8. 张女士,34 岁,妊娠 37 周待产,妊娠合并心脏病,心功能 I 级。该产妇休息时应

A. 半坐卧位 　　　　　B. 左侧卧位 　　　　　C. 右侧卧位

D. 仰卧位 　　　　　　E. 俯卧位

9. 黄女士,妊娠合并心脏病,现妊娠 11 周,休息时仍觉胸闷、气促。查体:脉搏 120 次/分,呼吸 20 次/分,听诊心尖区 II 级收缩期杂音,肺底湿啰音。以下处理正确的是

A. 无需处理 　　　　　B. 加强产前监护 　　　C. 立即住院终止妊娠

D. 控制心衰后终止妊娠 　E. 控制心衰后继续妊娠

10. 李女士,妊娠合并乙型肝炎。以下护理措施**错误**是

A. 提供良好的分娩环境

B. 产前肌内注射维生素 K_1

　　C. 协助阴道助产,缩短第二产程

　　D. 胎儿娩出后给予缩宫素,避免产后出血

　　E. 产后退奶可用雌激素

11. 张女士,妊娠合并糖尿病。关于分娩期护理,以下**错误**的是

　　A. 严密监测产程,预防酮症酸中毒

　　B. 分娩前肌注地塞米松,促胎肺成熟

　　C. 尽量缩短产程,应在 16 小时内结束分娩

　　D. 新生儿按早产儿护理

　　E. 产后应及时调整胰岛素用量

A3/A4 型题

(12～14 题共用题干)

　　张女士,32 岁,孕 37 周,待产。该孕妇产检时发现合并心脏病,孕期密切监测病情,控制良好,心功能状态Ⅱ级。

12. 监测过程中应注意心衰的发生,下列**不是**心衰表现的是

　　A. 心率 120 次/分　　　　　B. 端坐呼吸　　　　　C. 肺底部湿啰音

　　D. 呼吸 12 次/分　　　　　E. 休息时仍感胸闷

13. 对该孕妇分娩期的护理,**错误**的是

　　A. 可以通过阴道分娩　　　　　B. 为缩短产程,嘱产妇屏气用力

　　C. 常规吸氧　　　　　　　　　D. 密切监测胎心

　　E. 胎儿娩出后给予缩宫素

14. 该产妇产褥期的护理,正确的是

　　A. 为防止心衰,产后给予 5kg 沙袋腹部加压

　　B. 不能进行母乳喂养

　　C. 产后第一天即可下床活动

　　D. 为避免菌群失调,不可使用抗生素

　　E. 产后注意评估膀胱充盈情况

(15～16 题共用题干)

　　张女士,24 岁,妊娠 20 周,近期常感头晕、乏力、食欲缺乏,产检示胎儿正常,血常规示:RBC:3.0×10^{12}/L,Hb:90g/L,血清铁:5μmol/L。

15. 该产妇最可能的诊断是

　　A. 再生障碍性贫血　　　　　B. 溶血性贫血　　　　　C. 巨幼红细胞贫血

　　D. 缺铁性贫血　　　　　　　E. 地中海贫血

16. 下列护理措施,**错误**的是

　　A. 口服铁剂,并补充维生素 C　　　B. 胎儿正常,不需特殊护理

　　C. 密切监测胎儿发育情况　　　　　D. 多进食含铁丰富的食物

　　E. 注意休息,避免劳累

(17～19 题共用题干)

　　李女士,35 岁,G_2P_1,妊娠 30 周。第一次妊娠娩出胎儿为巨大儿,本次妊娠孕期常感口

渴,饮水量增加。产检:B 超提示羊水过多,血压 140/100mmHg,空腹血糖 6.8mmol/L,尿蛋白(+ +),下肢水肿。

17. 该孕妇可能的诊断为
    A. 慢性肾炎　　　　　　B. 糖尿病　　　　　　C. 贫血
    D. 甲状腺功能亢进　　　E. 心脏病

18. 为明确诊断,还应做的辅助检查为
    A. 肝肾功能检查　　　　B. 血常规　　　　　　C. 糖筛查试验
    D. 心电图　　　　　　　E. T_3、T_4 检查

19. 该孕妇孕期注意事项,下列说法**错误**的是
    A. 加强产前检查　　　　B. 自我监测胎动
    C. 卧床休息,避免户外活动　　D. 低盐、低糖饮食
    E. 定期监测眼底情况

(20 ~ 21 题共用题干)

张女士,29 岁,妊娠 35 周,孕期常感恶心、呕吐,食欲下降,进期发现巩膜黄染,上腹部胀痛,检查:丙氨酸氨基转移酶 300U/L,血清胆红素 37μmol/L。

20. 该孕妇最可能的诊断为
    A. 妊娠合并贫血　　　　B. 妊娠合并高血压
    C. 妊娠期胆汁淤积症　　D. 妊娠合并肝炎
    E. 妊娠期特发性脂肪肝

21. 对该孕妇的处理,以下**错误**的是
    A. 立即终止妊娠
    B. 指导优质蛋白饮食
    C. 注意卧床休息,避免体力劳动
    D. 对其使用物品进行严格消毒
    E. 多食蔬菜水果,保持大便通畅

(凌银婵)

第九章 异常分娩产妇的护理

【重点、难点精编】

异常分娩是由于产力异常、胎儿异常、产道异常或社会心理因素影响,任何一个或一个以上的因素发生异常以及多个因素间相互不能适应,而使分娩进展受到阻碍,称异常分娩,俗称"难产"

第一节 产力异常及护理

产力中以子宫收缩力为主,子宫收缩力贯穿于分娩全过程。在分娩过程中,子宫收缩的节律性、对称性及极性不正常或强度、频率有改变,称子宫收缩力异常。简称产力异常。包括子宫收缩乏力(简称宫缩乏力)和子宫收缩过强(简称宫缩过强)两类,每类又分为协调性和不协调性子宫收缩。

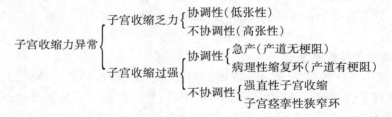

一、子宫收缩乏力

1. 概述

子宫收缩乏力依据出现时期不同分为两类:①原发性子宫收缩乏力;②继发性子宫收缩乏力。

(1)产程异常:子宫收缩乏力影响宫口扩张和胎先露部下降,导致产程延长或停滞。

(2)潜伏期延长:从规律宫缩开始至宫口开大3cm为潜伏期。初产妇潜伏期正常约需8小时,最大时限16小时,超过16小时称潜伏期延长。

(3)活跃期延长:从宫口开大3cm至宫口开全为活跃期。初产妇活跃期正常约需4小时,最大时限8小时,超过8小时。

(4)活跃期停滞:产程进入活跃期后,宫口不再扩张达2小时以上。

(5)第二产程延长:第二产程初产妇超过2小时,经产妇超过1小时尚未分娩。

(6)第二产程停滞:第二产程达1小时胎头下降无进展。

(7)胎头下降延缓:活跃晚期及第二产程,胎头下降速度初产妇每小时小于1cm,经产妇每小时小于2cm。

(8)胎头下降停滞:活跃晚期胎头停留在原处不下降达1小时以上。

(9)滞产:总产程超过 24 小时。

2. 护理措施

(1)调整宫缩:明显头盆不称者,遵医嘱做剖宫产准备。无明显头盆不称,决定经阴道试产者,做好以下护理:

1)协调性宫缩乏力:无头盆不称和胎儿窘迫者,遵医嘱加强宫缩。

缩宫素静脉滴注适用于协调性子宫收缩乏力、头盆相称和胎心正常者。先用 5% 葡萄糖液 500ml 静脉滴注,调节滴速为 4~5 滴/分,加入缩宫素 2.5U 摇匀。根据宫缩调整滴速,滴速通常不超过 40 滴/分,以宫缩维持在间歇 2~3 分钟,持续 40~60 秒为宜。缩宫素使用不当导致子宫收缩过强,可能发生子宫破裂或胎儿窘迫,使用时必须专人监护,严密观察子宫收缩、胎心和血压变化。血压升高应减慢滴速,宫缩过强、持续 1 分钟以上或者胎心率异常,立即停止静脉滴注。胎儿前肩娩出前禁止肌内注射或静脉注射缩宫素。

2)不协调性子宫收缩乏力:遵医嘱给予哌替啶 100mg 或吗啡 10mg 肌内注射,使产妇充分休息。指导产妇宫缩时做深呼吸及放松技巧,缓解疼痛。

(2)心理护理。

二、子宫收缩过强

1. 协调性子宫收缩过强　子宫收缩的对称性、节律性和极性正常,但子宫收缩力过强、过频。若无头盆不称及胎位异常,分娩会在短时间内结束。若有产道梗阻,可导致先兆子宫破裂。

2. 不协调性子宫收缩过强

(1)强直性子宫收缩:几乎均是外界因素引起。产妇烦躁不安,持续性腹痛,胎心、胎位不清。有时子宫下段被拉长,形成一明显环状凹陷,并随宫缩上升达脐部或脐上,为病理性缩复环。腹部呈葫芦状,子宫下段有压痛,并有血尿。

(2)子宫痉挛性狭窄环:子宫壁局部肌肉呈痉挛性不协调性收缩形成环状狭窄,持续不放松,称子宫痉挛性狭窄环。

(3)治疗原则

1)协调性子宫收缩过强:硫酸镁抑制宫缩的同时,迅速做好接生准备,严密监测胎心变化。如产道狭窄或者出现胎儿窘迫,立即手术结束分娩。发生急产者,预防新生儿颅内出血和感染,同时预防产后出血和产褥感染。

2)不协调性子宫收缩过强:消除诱因,给予哌替啶或吗啡,协调性宫缩恢复者等待自然分娩。如不协调性宫缩未能纠正、出现胎儿窘迫或者病理性缩复环,立即行剖宫产术。

(4)护理措施

1)抑制宫缩,缓解疼痛。

2)心理护理。

3)加强监护。

第二节　产道异常及护理

产道异常可使胎儿娩出受阻发生难产,临床上以骨产道异常多见。

一、骨产道异常

骨产道异常是指骨盆的径线过短或形态异常,阻碍胎先露下降,影响产程顺利进展,又称狭窄骨盆,常见有四种类型:骨盆入口平面狭窄、中骨盆及出口平面狭窄、三个平面均狭窄和畸形骨盆。

1. 估计头盆关系 正常情况下,初产妇预产期前1~2周、经产妇临产后胎头入盆。若初产妇临产后胎头尚未入盆,应行胎头跨耻征检查,估计头盆关系。产妇排尿后仰卧,两腿伸直,检查者将手放于耻骨联合上方,向骨盆腔方向推压胎头。如胎头低于耻骨联合平面,表示头盆相称,称胎头跨耻征阴性;若胎头与耻骨联合在同一平面,表示可疑头盆不称,称胎头跨耻征可疑阳性;若胎头高于耻骨联合平面,表示头盆不称,称胎头跨耻征阳性。

2. 治疗原则

(1)试产:骨盆入口平面相对狭窄、胎头跨耻征可疑阳性,或者均小骨盆、胎儿不大、头盆相称者,在严密观察下试产2~4小时。如产程进展顺利,胎儿经阴道分娩。如产程进展受阻或出现胎儿窘迫,行剖宫产术。骨盆出口平面狭窄者不能试产。

(2)助产术:中骨盆平面狭窄可导致持续性枕后位或枕横位,宫口开全后,胎头双顶径达坐骨棘水平或以下者,可经阴道助产。注意防止新生儿窒息和产伤。

(3)剖宫产术:骨盆畸形或明显狭窄,估计胎儿不能经阴道分娩者,行剖宫产术。

3. 护理措施

(1)加强监护:明显头盆不称、估计胎儿不能经阴道分娩者,遵医嘱做好剖宫产手术准备与护理。

(2)严密观察产程:决定经阴道分娩者,临产后密切观察子宫收缩、产程进展和胎心变化。

(3)试产的护理:确定试产者,需专人守护,在严密监护下进行。宫口扩张>3cm、胎头衔接、头盆相称者行人工破膜,子宫收缩乏力者静脉滴注缩宫素加强子宫收缩,一般不用镇静、镇痛药,禁忌灌肠。试产2~4小时,若胎头仍未入盆或出现胎儿窘迫,做好剖宫产手术和新生儿窒息抢救准备。

(4)防止新生儿产伤:选择适宜的分娩方式,新生儿按难产儿护理。

(5)心理护理。

二、软产道异常

软产道异常导致的难产较少见,容易忽视。妊娠早期应常规妇科检查,了解软产道有无异常。

1. 外阴异常。

2. 阴道异常

(1)阴道横隔和纵隔。

(2)阴道壁囊肿或肿瘤。

(3)阴道壁尖锐湿疣 行剖宫产术,预防新生儿患喉乳头状瘤。

3. 宫颈异常

(1)宫颈坚韧。

（2）宫颈水肿：多因滞产或枕后位时产妇过早运用腹压所致,嘱产妇抬高臀部,减轻胎头对宫颈的压力。

第三节　胎位异常及护理

分娩时除枕前位为正常胎位外,其余均为异常胎位。胎位异常包括胎头位置异常、臀先露、肩先露和复合先露等,是造成难产的常见原因。其中胎头位置异常占6%～7%,以持续性枕后位或枕横位多见;臀先露占3%～4%;肩先露极少见,但对母儿的影响最大。

一、持续性枕后位、枕横位

胎头以枕后位或枕横位衔接,分娩过程中,胎头枕部因强有力的子宫收缩多能转成枕前位而自然分娩。如果胎头枕骨持续不能转向前方,直至分娩后期仍位于母体骨盆后方或侧方,导致分娩发生困难者,称持续性枕后位或持续性枕横位。

1. 概述

（1）阴道检查:确定产程进展情况、胎方位和头盆关系。

（2）分娩方式选择:①有明显头盆不称者,及时剖宫产术。②持续性枕后位或枕横位、无明显头盆不称、估计胎儿不大者试产。宫口开全后,胎头双顶径在坐骨棘水平或以下者,可经阴道徒手旋转胎头为枕前位,经阴道自然分娩或行阴道助产术;胎头双顶径未达坐骨棘水平或出现胎儿窘迫者,行剖宫产术。

（3）预防并发症:预防胎儿窘迫、新生儿窒息和产伤,防止产妇严重软产道裂伤、产后出血和感染。

2. 护理措施

（1）严密观察产程,确定分娩方式:观察子宫收缩、胎心和产程进展情况,发现异常及时报告医生并协助处理。如胎心异常,指导产妇左侧卧位,吸氧,并尽早结束分娩。指导产妇向胎背对侧卧位,有利于胎头枕部转向前方;宫口开全之前,勿过早屏气用力,避免体力消耗,防止宫颈水肿和产妇疲乏。

（2）心理护理。

二、臀　先　露

1. 妊娠期　妊娠30周前,臀先露多能自行转为头先露,不必处理。妊娠30周后仍为臀先露应予矫正。

（1）胸膝卧位:孕妇排空膀胱,松解裤带,空腹时做胸膝卧位,每天2次,每次15分钟,连续1周后复查。

（2）激光照射或艾灸至阴穴:激光照射或艾灸两侧至阴穴（足小趾外侧,距趾甲后外角3mm）,每天1次,每次15～20分钟,5次为一疗程。

（3）外转胎位术:用于上述方法矫正无效、腹壁松弛的孕妇,一般在妊娠32～34周进行。该方法有胎盘早剥、脐带缠绕的危险,应慎重使用,最好在B型超声和胎心电子监护下进行。

2. 分娩期

（1）择期剖宫产:产道异常、估计胎儿体重大于3500g、足先露、高龄初产、胎儿窘迫或有难产史者,择期剖宫产。

(2)紧急情况下经阴道分娩。

1)第一产程:严密观察产程,胎膜破裂时注意胎心变化,抬高臀部,预防脐带脱垂。宫缩时阴道口见到胎足,宫颈可能仅扩张 4～5cm,消毒外阴后,宫缩时用手掌垫无菌巾堵住阴道口,直至宫口开全。

2)第二产程:做好新生儿窒息的抢救准备;导尿,做会阴后-侧切开术,行臀位助产术。当胎臀自然娩出至脐部后,胎肩和胎头由接生者协助娩出。脐部娩出后,一般应于 2～3 分钟内娩出胎头,最长不能超过 8 分钟。

3)第三产程:预防产后出血和感染。

三、肩 先 露

肩先露是对母儿最不利的胎位,除死胎和早产儿胎体可折叠娩出外,足月活胎无法经阴道娩出。临产后,如不及时剖宫产,可能导致忽略性肩先露、病理性缩复环甚至子宫破裂,危及母儿生命。

妊娠期产前检查发现肩先露应及时矫正,矫正时间和方法同臀先露。肩先露未能矫正者应提前入院,择期剖宫产。如产妇出现病理性缩复环或子宫破裂征象,无论胎儿存活与否,均应立即手术。

第四节　巨大胎儿与胎儿畸形

一、巨 大 胎 儿

胎儿体重达到或超过 4000g,称巨大胎儿。巨大胎儿可能导致头盆不称而发生分娩困难,手术产率及死亡率较正常胎儿明显增高。

产前检查发现有巨大胎儿倾向者,适当节制饮食。胎儿体重明显偏大者注意孕妇合并糖尿病的可能。

二、胎 儿 畸 形

1. 脑积水　指胎头脑室内外有大量脑脊液(500～3000ml)潴留,使头颅体积增大。因胎儿畸形,确诊后应及时终止妊娠。宫颈扩张后行颅内穿刺放液,胎头体积缩小后经阴道分娩,防止梗阻性难产导致子宫破裂。

2. 无脑儿　无脑儿指胎头缺乏颅盖骨,脑髓暴露在外,多伴有羊水过多。确诊后尽快终止妊娠。

3. 联体儿　确诊后尽早终止妊娠,以不损伤母体为原则。足月妊娠者行剖宫产术。

【自测题】

1. 协调性宫缩乏力**错误**的是

    A. 宫缩特点正常　　　　B. 胎先露下降缓慢　　　　C. 宫颈口扩张正常

    D. 产程延长　　　　　　E. 总产程超过 24 小时

2. 产程中需要专人守护的操作项目是

    A. 灌肠　　　　　　　　B. 人工破膜　　　　　　　C. 针刺穴位

D. 排空膀胱   E. 缩宫素静脉点滴

3. 下列**不是**应用催产素加强宫缩的禁忌证的是
   A. 胎儿窘迫   B. 协调性宫缩乏力   C. 巨大儿
   D. 胎儿脑积水   E. 骨盆狭窄

4. 第二产程的主动期是指
   A. 宫口接近开全   B. 宫口开全后产妇开始屏气
   C. 产妇屏气但宫口没有开全   D. 胎头娩出时
   E. 宫口开全了但产妇还不想用力

5. 持续性枕后位是指
   A. 孕 38 周 B 超提示为枕后位
   B. 宫口开大 1cm 时枕骨在 7 点处
   C. 开始临产的时候是枕后位
   D. 孕 30 周时为枕后位
   E. 分娩结束的时候,不管是剖宫产还是阴道分娩为枕后位

6. 应用催产素中的注意事项正确的是
   A. 可用于不协调宫缩   B. 用药后宫缩愈强效果愈好
   C. 专人守护,严密观察   D. 出现胎儿窘迫,调整催产素的量即可
   E. 可用于骨盆异常的产妇

7. 足月活胎**不可能**经阴道分娩的胎位是
   A. 枕前位   B. 枕后位   C. 枕横位
   D. 臀位   E. 横位

8. 孕期预防难产的有利措施是
   A. 孕期要常规减肥   B. 孕期要服用专用奶粉
   C. 孕期要吃孕妇专用补品   D. 要均衡营养
   E. 要服用特殊药物

9. 产时预防难产的有利措施是
   A. 家属不能进产房内   B. 丈夫不能陪伴分娩   C. 要常规地麻醉镇痛
   D. 鼓励自由体位活动   E. 产妇要常规输液

10. 新生儿窒息的抢救中,下列**错误**的是
    A. 保留脐带循环晚断脐
    B. 用力地拍打,刺激新生儿大哭
    C. 窒息时可用咽喉镜气管插管吸去黏液
    D. 在呼吸道通畅的基础上人工呼吸同时给氧
    E. 重度窒息时给予 5% 碳酸氢钠,按 3~5ml/kg 脐静脉注入

11. 下列**不容易**发生子宫破裂的是
    A. 骨盆小   B. 胎儿过大   C. 应用缩宫素
    D. 自由体位分娩   E. 手转胎头

12. 活跃期延长的孕妇,下列措施正确的是
    A. 不能进食,准备剖宫产术   B. 限制产妇活动   C. 要持续导尿

D. 要常规的平卧位待产　　　　　　E. 鼓励产妇进食和活动

13. 怀疑潜伏期延长的孕妇,下列措施正确的是
    A. 进行剖宫产　　　　　B. 给予药物引产　　　　C. 注意休息观察
    D. 常规地给予缩宫素　　E. 常规平卧待产

14. 第二产程护理,正常的护理措施是
    A. 宫口开全后让产妇平卧　　　　B. 让产妇平卧位,用力屏气
    C. 产妇不能喝水,防止呕吐　　　　D. 鼓励产妇取直立体位分娩
    E. 要常规地会阴侧切

15. 在产程观察过程中,产妇由坐位转为站立位,护理人员要观察胎心时,下列作法正确的是
    A. 让产妇平卧后观察胎心　　　B. 在站立位听胎心　　　C. 不必听胎心
    D. 在站立位不能听胎心　　　　E. 平卧位行胎心连续监护

16. 臀位分娩,下列正确的是
    A. 臀位必须剖宫产　　　　B. 臀位不能阴道分娩
    C. 臀位的胎先露是手　　　D. 臀位可以阴道分娩
    E. 胎足自阴道娩出后要用力牵拉

17. 关于产妇进食,正确的是
    A. 有宫缩乏力的产妇不能经口进食
    B. 产程中要常规地输液
    C. 产妇要禁止进食,防止呕吐
    D. 鼓励产妇少量多次进食
    E. 产妇要常规服用蛋白粉

18. 下列的护理措施不属于支持性护理的是
    A. 协助产妇保持身体清洁
    B. 提供分娩球,协助改变体位
    C. 鼓励产妇经口进食,少量多餐
    D. 持续在平卧位进行胎心监护
    E. 鼓励家属陪伴产妇

（张宏玉）

第十章 分娩期并发症产妇的护理

【重点、难点精编】

1. **胎膜早破** 指胎膜在临产前破裂。主要由胎位不正、骨盆狭窄、头盆不称等引起。

若发生在妊娠 28～35 周，无感染者，给予期待疗法，破膜超过 12 小时未结束分娩者，应给予抗生素预防感染。加强护理可减少早产、脐带脱垂及母儿感染等并发症的发生。

2. **脐带脱垂** 指胎膜破裂后，脐带脱出于阴道或外阴部。易发生在胎先露未能衔接时，可引起胎儿宫内窘迫，甚至胎死宫内。

3. **子宫破裂** 子宫体部或子宫下段于妊娠晚期或分娩期发生破裂，称为子宫破裂。其发生分为先兆子宫破裂和子宫破裂两个阶段。

4. **病理型性缩复环** 是先兆子宫破裂的重要体征，一旦出现应立即抑制宫缩，并尽快施行剖宫产手术。对于子宫破裂应在抗休克的同时立即手术。应重视子宫破裂的原因，并做好预防护理工作。

5. **产后出血** 胎儿娩出后 24 小时内出血量超过 500ml 者，称为产后出血。多发生在产后 2 小时内。

主要原因有子宫收缩乏力、胎盘因素、软产道损伤和凝血功能障碍，其中子宫收缩乏力是导致产后出血的首要原因。应根据产后出血的临床特点判断出血的原因，以便针对病因，迅速止血。护理重点是防治休克及感染，并做好产后出血的预防。

不同类型的产后出血表现

出血原因	出血特点	体征
子宫收缩乏力	胎盘剥离延缓，剥离前不出血，剥离后出血	子宫轮廓不清，摸不到宫底，按摩推压宫底有积血流出
软产道损伤	胎儿娩出后有阴道持续不断出血	宫颈、阴道或会阴裂伤
胎盘滞留	胎盘娩出前阴道流血，呈间歇性、暗红色	子宫松软，或子宫下段有狭窄环，徒手剥离时有困难
凝血功能障碍	持续出血，多而不凝	全身出血倾向

6. **羊水栓塞** 是指在分娩过程中羊水进入母体血液循环引起肺栓塞、休克和弥散性血管内凝血等一系列严重症状的综合征。典型的临床经过分为休克期、出血期和肾衰竭期三个阶段。应重视羊水栓塞的诱因，做好预防护理工作。

【自测题】

A1 型题

1. 以下关于羊水栓塞的治疗，**错误**的是

　　A. 使用肾上腺素抗过敏

    B. 治疗凝血功能障碍

    C. 使用抗生素预防感染

    D. 使用镇静解痉药物解除支气管痉挛

    E. 等待自然分娩

2. 子宫破裂最主要的护理诊断

    A. 疼痛:腹痛　与剧烈子宫收缩,或子宫破裂后血液刺激腹膜有关

    B. 有体液不足的危险:与子宫破裂后大量失血有关

    C. 有血容量不足的危险:与子宫破裂后大量失血有关

    D. 焦虑:与担心疾病预后有关

    E. 预感性悲哀:与胎儿死亡及切除子宫有关

3. **不属于**胎膜早破观察重点的是

    A. 羊水性状、气味、颜色等　　　　B. 孕妇生命体征

    C. 监测胎动　　　　　　　　　　　D. 孕妇血细胞计数

    E. 产妇的睡眠状况

4. 胎膜早破后 pH 值为

    A. 3　　　　　　　　　　B. 4　　　　　　　　　　C. 5

    D. 6　　　　　　　　　　E. 7 或大于 7

5. 产后出血的定义是

    A. 胎盘娩出后 24 小时内出血达 500ml

    B. 胎儿娩出后 24 小时内出血达 1500ml

    C. 产后 10 天内出血达 500ml

    D. 产后 2 周内出血达 1500ml

    E. 产褥期出血 2500ml

6. 产后出血最常见的原因是

    A. 软产道损伤　　　　　　　　　　B. 胎盘残留

    C. 子宫收缩乏力　　　　　　　　　D. 弥散性血管内凝血

    E. 胎盘嵌顿

7. 关于子宫破裂的描述,**错误**的是

    A. 多发于经产妇

    B. 血尿

    C. 全腹部压痛、反跳痛

    D. 胎儿进入腹腔后,胎心听得更清楚了

    E. 子宫破裂后,应积极做好手术准备

8. 产后出血的处理原则

    A. 止血、扩容、抗休克、抗感染　　B. 输血、抗凝、抗感染、抗休克

    C. 纠酸、扩容、抗感染　　　　　　D. 切除子宫、扩容、抗感染

    E. 输血、补液、抗炎

9. 胎膜早破的护理**不妥**的是

    A. 孕妇卧床休息

B. 每日测体温,监测白细胞及分类

C. 每日用消毒液冲洗会阴

D. 观察羊水性状和气味

E. 破膜 24 小时仍未临产,给有效的抗生素预防感染

10. 子宫收缩乏力性产后出血,可以采取的治疗措施**错误**的是

A. 注射催产素　　　　　　　B. 宫腔填塞纱布

C. 结扎盆腔血管止血　　　　D. 按摩子宫

E. 双手刺激耻骨联合上方

11. 晚期产后出血最常见原因是

A. 胎盘残留　　　　　　　　B. 蜕膜残留

C. 胎盘附着部位子宫复旧不好　D. 子宫内膜炎

E. 剖宫产切口裂开

12. 羊水栓塞的临床表现**不包括**

A. 休克　　　　　　B. 出血　　　　　　C. 肾衰竭

D. 呼吸困难　　　　E. 阴道出血有血凝块

13. 羊水栓塞病人应采取的卧位是

A. 半卧位　　　　　B. 左侧卧位　　　　C. 头高足低卧位

D. 右侧卧位　　　　E. 俯卧位

14. 胎膜早破时,为防止脐带脱垂,常采用的卧位是

A. 半卧位　　　　　B. 膝胸卧位　　　　C. 头低足高位

D. 侧卧位　　　　　E. 截石位

15. 羊水栓塞常见病因**不包括**

A. 子宫有开放的血管　　　B. 胎膜早破　　　　C. 前置胎盘

D. 子宫强直性收缩　　　　E. 宫颈裂伤

16. 分娩期产妇一旦发现子宫先兆破裂,首选的措施是

A. 行阴道助产,尽快结束分娩　B. 择期剖宫产术

C. 抗休克,静脉输液、输血　　　D. 停止一切操作,抑制宫缩

E. 大量抗生素预防感染

17. 病理性缩复环最常见于

A. 头盆不称　　　　B. 女型骨盆　　　　C. 枕横位

D. 高张性宫缩乏力　E. 枕后位

18. 羊水栓塞病人肺部听诊呈

A. 实音　　　　　　B. 鼓音　　　　　　C. 干啰音

D. 湿啰音　　　　　E. 清音

19. 对胎盘粘连或残留引起产后出血的产妇,未取出胎盘,应协助医生立即行的手术是

A. 刮宫术　　　　　B. 吸宫术　　　　　C. 开腹剖宫术

D. 手取胎盘术　　　E. 人工剥离胎盘术

20. 下列**不是**先兆子宫破裂的诊断依据的是

A. 先露部下降受阻,产程延长　B. 血尿

C. 病理缩复环 　　　　　　　D. 血红蛋白下降

E. 下腹剧痛拒按

21. 妊娠高血压综合征孕妇,妊娠晚期时出现腹痛伴阴道出血,最可能的诊断是
    A. 胎盘早剥 　　　　　　　　B. 妊娠合并子宫颈息肉
    C. 前置胎盘 　　　　　　　　D. 子宫破裂
    E. DIC

22. **不属于**宫缩乏力性产后出血的原因是
    A. 子宫过度膨胀 　　　B. 过度使用镇静剂 　　　C. 产妇体力衰竭
    D. 产后尿潴留 　　　　E. 子宫破裂

23. 一产妇,临床诊断产后出血,在产后2小时观察中**不必**观察
    A. 测量宫底高度、硬度 　　　B. 测量 P、R、BP 　　　C. 观察睡眠形态
    D. 测量阴道出血量 　　　　　E. 观察膀胱充盈度

24. 胎儿娩出后,阴道立即有较多持续性出血,呈柱状,鲜红色,所出血很快凝成血块,出血原因可能性最大的是
    A. 胎膜残留 　　　　　　B. 凝血功能障碍 　　　C. 胎盘滞留
    D. 子宫收缩乏力 　　　　E. 软产道损伤

25. 胎膜早破孕妇为其抬高臀部是为了
    A. 防止早产 　　　　　　B. 预防感染 　　　　　C. 防止脐带脱垂
    D. 纠正胎位异常 　　　　E. 预防子宫破裂

26. **严禁**行肛门检查的是
    A. 前置胎盘 　　　　　　B. 胎盘早期剥离 　　　C. 子宫破裂
    D. 胎膜早破 　　　　　　E. 脐带脱垂

27. 臀位破水后最易发生的是
    A. 前置胎盘 　　　　　　B. 胎盘早期剥离 　　　C. 子宫破裂
    D. 胎膜早破 　　　　　　E. 脐带脱垂

28. 前置胎盘的主要临床表现是
    A. 阴道外出血量和贫血程度不一致伴腹痛
    B. 阴道流血性黏液
    C. 无痛性反复阴道出血
    D. 分娩阻滞形成病理缩复环,伴少量阴道出血
    E. 分娩阻滞,剧烈腹痛后宫缩停止,病情恶化

29. 子宫破裂的主要临床表现是
    A. 阴道外出血量和贫血程度不一致伴腹痛
    B. 阴道流血性黏液
    C. 无痛性反复阴道出血
    D. 分娩阻滞形成病理缩复环,伴少量阴道出血
    E. 分娩阻滞,剧烈腹痛后宫缩停止,病情恶化

30. 第三产程中,子宫不协调性收缩可造成
    A. 胎盘残留 　　　　　　B. 胎盘黏连 　　　　　C. 胎盘剥离不全

　　D. 胎盘嵌顿　　　　　　　　E. 胎盘植入

31. 胎盘未剥离时过早挤揉子宫可造成
　　A. 胎盘残留　　　　　　B. 胎盘黏连　　　　　　C. 胎盘剥离不全
　　D. 胎盘嵌顿　　　　　　E. 胎盘植入

32. 产后出血最常见的原因是
　　A. 宫缩乏力　　　　　　B. 软产道裂伤　　　　　　C. 胎盘植入
　　D. 先兆子宫破裂　　　　E. 流血功能障碍

33. 产后隐性血最常见的原因
　　A. 宫缩乏力　　　　　　B. 软产道裂伤　　　　　　C. 胎盘植入
　　D. 先兆子宫破裂　　　　E. 流血功能障碍

34. 产后出血应考虑子宫全切的是
　　A. 宫缩乏力　　　　　　B. 软产道裂伤　　　　　　C. 胎盘植入
　　D. 先兆子宫破裂　　　　E. 流血功能障碍

35. 胎儿过大,产程过快,娩出时易导致
　　A. 宫缩乏力　　　　　　B. 软产道裂伤　　　　　　C. 胎盘植入
　　D. 先兆子宫破裂　　　　E. 流血功能障碍

A2 型题

36. 李女士,26 岁,胎儿胎盘娩出后,出现间歇性阴道流血,量较多。检查子宫体轮廓清楚,柔软。最可能的出血原因是
　　A. 软产道损伤　　　　　　B. 子宫破裂　　　　　　C. 子宫收缩乏力
　　D. 胎盘剥离不全　　　　　E. 凝血功能障碍

37. 吴女士,足月临产产程顺利。胎儿胎盘娩出后阴道出血较多约 500ml,呈阵发性,血压 80/60mmHg,心率 110 次/分。查软产道无损伤,刺激宫缩后出血量减少。应诊断为
　　A. 子宫乏力性产后出血　　　　B. 软产道损伤产后出血
　　C. 凝血功能障碍性产后出血　　D. 胎盘滞留性产后出血
　　E. 隐性产后出血

38. 李女士,28 岁。孕 2 产 0。停经 37 周,持续阴道流水 1 周,高热 2 天。体温 38.9℃,阴道 pH 值 7.2。此时应给予
　　A. 抗生素　　　　　　B. 缩宫素　　　　　　C. 地塞米松
　　D. 宫缩抑制剂　　　　E. 硫酸镁

39. 章女士,30 岁初产妇,孕足月,在分娩中发生羊水栓塞。下列**不妥**的是
　　A. 解除肺动脉压　　　　B. 维持有效血容量
　　C. 防止凝血功能障碍　　D. 纠正酸中毒
　　E. 应用宫缩剂

40. 何女士,孕 39 周,宫口近全开,突然出现寒战、恶心、呕吐。血压 90/60mmHg,脉搏 130 次/分,双肺可闻及湿啰音。最可能的诊断是
　　A. 子宫破裂　　　　　　B. 支气管痉挛　　　　　　C. 羊水栓塞

　　　D. 吸入性肺炎　　　　　　　　E. 先兆子宫破裂

　　41. 李女士,26 岁初产妇,妊娠 41 周临产后 7 小时出现烦躁不安,自述下腹疼痛难忍。检查腹部见病理缩复环,下腹拒按,胎心听不清,导尿为血尿。此病例应诊断为

　　　A. 先兆子宫破裂　　　　　B. 子宫破裂　　　　　　C. 重型胎盘早剥

　　　D. 妊娠合并急性阑尾炎　　E. 腹膜炎

　　42. 田女士,28 岁初产妇,临产前静脉滴注催产素,破膜后不久突然出现烦躁不安、呛咳、呼吸困难、发绀,数分钟后死亡。本病例最可能的诊断是

　　　A. 子痫　　　　　　　　　B. 低纤维蛋白原血症　　C. 羊水栓塞

　　　D. 重型胎盘早剥　　　　　E. 肺水肿

　　43. 李女士,25 岁,足月顺产一女婴,胎儿胎盘娩出后,阴道持续性、多量出血,出血量约 500ml,而且血液很快凝成血块,鲜红色,查子宫收缩良好。此产妇出血原因为

　　　A. 胎盘残留　　　　　　　B. 胎盘剥离不全　　　　C. 子宫收缩乏力

　　　D. 软产道裂伤　　　　　　E. 凝血功能障碍

A3/A4 型题

(44~45 题共用题干)

　　李女士,初孕,妊娠 36 周,两天来阴道持续流液,阴道检查触不到前羊水小囊,液体不断从宫口流出,临床诊断为胎膜早破。

　　44. 此孕妇**不可能**出现的并发症是

　　　A. 胎儿窘迫　　　　　　　B. 早产　　　　　　　　C. 流产

　　　D. 宫腔感染　　　　　　　E. 脐带脱垂

　　45. 下列**不能**预防该妇女胎膜早破的发生的是

　　　A. 妊娠最后 2 个月禁止性交　　B. 加强产前检查

　　　C. 孕期活动适度　　　　　　　D. 及时纠正异常胎位

　　　E. 胎位异常应休息,并给予灌肠

(46~50 题共用题干)

　　王女士,产妇,妊娠 38 周。产前合并有轻度妊娠期高血压疾病,产后阴道持续出血,胎儿娩出后 24 小时出血量达 600ml。检查子宫软,按摩后子宫变硬,阴道流血减少。该产妇诊断为产后出血。

　　46. 造成该产妇产后出血最可能的原因是

　　　A. 子宫收缩乏力　　　　　B. 胎盘残留　　　　　　C. 软产道裂伤

　　　D. 凝血功能障碍　　　　　E. 胎膜残留

　　47. 该产妇首选药物是

　　　A. 麦角新碱　　　　　　　B. 硫酸镁　　　　　　　C. 酚磺乙胺

　　　D. 维生素 K_1　　　　　　E. 缩宫素

　　48. 用药时需注意观察的是

　　　A. 体温　　　　　　　　　B. 呼吸　　　　　　　　C. 尿量

　　　D. 膝腱反射　　　　　　　E. 宫底高度

　　49. 若次日又出血约 200ml,下列措施中**不是**必须的是

A. 按摩子宫　　　　　B. 应用宫缩剂　　　　　C. 输血
D. 抗感染　　　　　　E. 取血查血常规

50. 该产妇最**不可能**出现的护理诊断是
A. 有组织灌注量改变的危险　　　B. 有感染的危险　　　　　C. 有受伤的危险
D. 皮肤完整性受损　　　　　　　E. 疲乏

（莫洁玲）

第十一章　产褥期并发症产妇的护理

【重点、难点精编】

第一节　产褥感染

一、概述

产褥感染是指分娩及产褥期内生殖道受病原体侵袭引起的局部和全身的炎性变化。产褥病率是指分娩 24 小时以后的 10 日内,每日用口表测量 4 次体温,间隔时间 4 小时,有 2 次达到或超过 38℃。产褥感染是导致产褥病率的主要原因。另外,泌尿系感染、上呼吸道感染、急性乳腺炎等也是引起其发病的原因。

1. 病因

(1)感染途径

1)内源性感染:主要的感染途径。

2)外源性感染:常因为医务人员消毒不严、被污染的衣物、用具及各种手术器械未彻底消毒、产妇临产前性生活等途径侵入生殖道造成感染。

(2)病原体:产褥感染多为厌氧菌与需氧菌的混合感染,以厌氧菌为主。

(3)诱发因素:胎膜早破、产程延长、产前与产后出血、胎盘残留、羊膜腔感染、产科手术操作或慢性疾病、贫血、营养不良、体质虚弱以及妊娠晚期性生活等均可成为产褥感染的诱因。

2. 病理类型

(1)急性外阴、阴道、宫颈炎。

(2)急性子宫内膜炎、子宫肌炎是产褥感染最常见的病理类型。

(3)急性盆腔结缔组织炎、急性输卵管炎。

(4)急性盆腔腹膜炎及弥漫性腹膜炎。

(5)血栓性静脉炎。

(6)脓毒血症及败血症。

二、护理评估

1. 身体状况

(1)症状:发热、腹痛、异常恶露是产褥感染的三大主要症状。

1)急性外阴、阴道、宫颈炎:主要表现为会阴部疼痛,坐位困难,伤口有大量脓性分泌物渗出,甚至发生伤口裂开。阴道、宫颈感染表现为分泌物增多并呈脓性。

2)急性子宫内膜炎、子宫肌炎:子宫内膜炎主要表现为低热,下腹痛,恶露增多且有臭味;若为子宫肌炎,轻者表现为下腹疼痛及压痛、低热、恶露增多伴臭味及子宫复旧不良;重者有高热、寒战、头痛、心率增快、白细胞增多等全身感染症状。

3）急性盆腔结缔组织炎、急性输卵管炎：主要表现为寒战、高热、头痛、下腹疼痛，可伴肛门坠胀。

4）急性盆腔腹膜炎及弥漫性腹膜炎：病人出现严重全身中毒症状，如寒战、高热、恶心、呕吐、腹痛、腹胀，若直肠子宫陷凹有脓肿形成，脓肿可波及肠管及膀胱，导致腹泻、里急后重和排尿困难。若治疗不彻底容易转变为盆腔炎性疾病后遗症，可引起不孕。

5）血栓性静脉炎：盆腔血栓性静脉炎病人多于产后 1～2 周发病，出现寒战、高热，反复发作，持续数周。下肢血栓性静脉炎，多于产后 2～3 周发病，表现为弛张热，下肢持续性疼痛、水肿、皮肤发白和疼痛，称为"股白肿"。

6）脓毒血症及败血症：表现为持续高热、寒战、脉细数、血压下降、尿量减少等，甚至感染性休克，可危及生命。

（2）体征

1）急性外阴、阴道、宫颈炎：局部伤口硬、红肿、压痛明显并有脓性分泌物，甚至发生伤口裂开。阴道黏膜、宫颈充血、水肿、溃疡，分泌物增多并呈脓性。

2）急性子宫内膜炎、子宫肌炎：低热，大量恶露且有臭味，子宫复旧欠佳、压痛明显。

3）急性盆腔结缔组织炎、急性输卵管炎：妇科检查子宫复旧差，宫旁一侧或两侧增厚或触及炎性包块，有脓肿形成者，可触及囊性包块，不活动且有压痛，严重者可形成"冰冻骨盆"。

4）急性盆腔腹膜炎及弥漫性腹膜炎：腹部有明显压痛与反跳痛。

5）血栓性静脉炎：下肢血栓性静脉炎病人体温呈弛张热，局部静脉压痛或触及硬索状组织，有典型的"股白肿"。

6）脓毒血症及败血症：病人持续高热，重者有感染性休克体征。

2. 辅助检查　血常规；细菌培养和药敏试验。B 超、CT 及磁共振成像检查：能够对炎性包块、脓肿及静脉血栓做出定位及定性诊断。

3. 治疗原则

（1）支持疗法。

（2）抗生素治疗：未确定病原体时，首先选用广谱高效抗生素，待细菌培养和药敏试验结果出来后选用敏感抗生素，中毒症状严重者，短期加用肾上腺皮质激素。

（3）清除感染灶：疑盆腔脓肿可经阴道后穹隆或腹部切开引流。

三、护理措施

1. 预防措施

（1）加强妊娠期、分娩期和产褥期的卫生宣教，建立良好的个人卫生习惯，保持外阴部清洁干燥。

（2）妊娠 32 周后，避性生活与盆浴，积极治疗妊娠期生殖器炎症。

（3）正确处理产程，防止产道损伤和产后出血，严格无菌操作，避免诱发产褥感染的因素。

2. 一般护理　指导取半卧位休息或抬高床头，利于炎症的局限及恶露排出。高热者，给予物理降温。下肢血栓性静脉炎者，帮助抬高患肢，局部保暖，湿热敷。

3. 病情观察　严密观察体温、恶露的颜色、性状与气味、子宫复旧情况及会阴伤口情况。

4. 治疗配合 遵医嘱有效使用抗生素,做好脓肿引流术、清宫术、后穹隆穿刺术等的术前准备及护理。感染性休克者应积极配合抢救。

第二节 晚期产后出血

一、概　述

分娩 24 小时后,在产褥期内发生的子宫大量出血,称晚期产后出血。产后 1~2 周发病最多见。其常见病因有:

1. 胎盘、胎膜残留 是最常见原因,多发生于产后 10 天左右。

2. 蜕膜残留

3. 胎盘附着面感染或复旧不全 多于产后 2 周左右发病。

4. 感染 以子宫内膜炎常见。

5. 剖宫产术后子宫切口裂开 多发于术后 2~3 周。

6. 其他 滋养细胞肿瘤、子宫黏膜下肌瘤等。

二、护理评估

1. 身体状况

(1)症状:反复阴道流血或突然大量出血;剖宫产后出血,主要表现是突然大量出血,严重者危及生命。合并感染者有腹痛和发热。

(2)体征:妇科检查见宫口松弛,宫颈内口处可触及残留组织或血块,子宫增大、软、合并感染者子宫有压痛。

2. 治疗原则

(1)保守治疗:纠正贫血、抢救休克,及时补充血容量;少量或中等量流血者,应给予足量广谱抗生素、子宫收缩剂;并按病因进行处理。

(2)手术治疗:胎盘、胎膜残留者应立即在输液、备血等条件下刮宫;剖宫产术后子宫大出血者,行剖腹探查术。

三、护理措施

1. 预防措施

(1)产后仔细检查胎盘、胎膜是否完整或胎盘边缘有无断裂血管,有残留者及时清宫。

(2)剖宫产术应严格掌握手术适应证,严格遵守操作规程,缝线不宜太紧或太松,术后保持伤口清洁,避免咳嗽,保持大便通畅等。

(3)注意产褥期卫生,预防感染。

2. 一般护理 指导半卧位休息或抬高床头;增加营养;保持会阴清洁。

3. 观察病情 严密观察阴道流血、子宫复旧等情况。

4. 治疗配合 遵医嘱给予广谱抗生素与缩宫素;配合进行清宫术或剖腹查术,刮出物送病理检查。

第三节 产后抑郁症

一、概   述

产后抑郁症是指产妇在产褥期出现抑郁症状,是产褥期非精神病性精神综合征中最常见的一种类型。病因不明,可能与下列因素有关。

1. **分娩因素** 产时疼痛、产后并发症,特别是难产、滞产、手术产等令产妇非常紧张与恐惧,使产妇内分泌功能不稳定。

2. **心理因素** 以自我为中心、敏感、神经质、争强好胜、固执、性格内向等性格特点的人容易发生情绪不稳定、社交能力不良,易出现心理障碍。

3. **社会因素** 不良生活事件。

4. **遗传因素**

5. **内分泌因素** 产后激素水平急剧下降,可能是导致产后抑郁症的一个重要因素。

二、护 理 评 估

产后抑郁症的主要表现是抑郁,多在产后 2 周内发病,主要症状包括:心情压抑、沮丧,甚至哭泣、悲伤、易怒、恐惧、注意力不集中、思维迟钝、自暴自弃、自责、不愿与人交流、淡漠,常失去生活自理及照料婴儿的能力,严重者甚至绝望,可有伤婴或自杀行为。

三、护 理 措 施

1. **预防措施**

(1)加强宣传教育。

(2)加强孕期保健:减轻对妊娠、分娩的紧张与恐惧心理,完善自我保健,对预防产后抑郁症有重要价值。

(3)减轻分娩恐惧。

(4)关心高危人群。

2. **协助并促进适应母亲角色**

3. **注意安全,防止暴力行为发生**

4. **治疗配合** 遵医嘱指导正确应用抗抑郁药,密切观察药物疗效与不良反应。重症病人需要请心理医师或精神科医师给予治疗。

【自测题】

A1 型题

1. 产褥期妇女所患疾病中,属于产褥感染的是
   A. 急性子宫内膜炎、子宫肌炎   B. 泌尿系感染   C. 急性乳腺炎
   D. 急性阑尾炎   E. 上呼吸道感染

2. 导致产褥病率发生的原因中,**错误**的是
   A. 产褥感染   B. 乳腺感染   C. 泌尿系感染
   D. 手术切口感染   E. 泌乳热

3. 晚期产后出血的发病时间,多于
   A. 产后 24 小时内　　　　B. 产后 24 小时后的 3 天内
   C. 产后 1~2 周　　　　　D. 产后 2~3 周
   E. 产后 6 周
4. 有关晚期产后出血的病因,**错误**的是
   A. 胎盘、胎膜残留　　　　B. 蜕膜残留
   C. 胎盘附着部位复旧不全　D. 剖宫产术后子宫伤口裂开
   E. 软产道裂伤
5. 产褥感染的预防措施中,**错误**的是
   A. 加强孕期保健,妊娠晚期避免盆浴及性生活
   B. 产时可多做肛查,尽量少做阴检
   C. 接产中严格无菌操作
   D. 必要时用抗生素
   E. 积极治疗生殖道炎症

A2 型题

6. 宫女士,产后 16 天。出现弛张热,下腹疼痛并且压痛明显,下肢肿胀、疼痛,皮肤紧张发白。最可能的诊断是
   A. 急性子宫内膜炎　　B. 下肢血栓性静脉炎　　C. 盆腔血栓性静脉炎
   D. 急性盆腔腹膜炎　　E. 急性盆腔结缔组织炎
7. 毛女士,26 岁。产后 10 天,出现阴道反复多次流血,诊断为晚期产后出血。其处理原则**错误**的是
   A. 少量阴道流血,给予抗生素、子宫收缩剂
   B. 中等量阴道流血,给予抗生素、子宫收缩剂及支持疗法
   C. 疑胎盘、胎膜残留,于输液、备血条件下刮宫
   D. 剖宫产术后阴道多量流血,用刮匙清除残留组织
   E. 剖宫产术后阴道流血量多,应开腹探查
8. 产妇,29 岁。产后 10 天,仍排血性恶露,今天阴道突然大量流血。检查发现子宫复旧不全,宫口松弛,触及残留组织。该病人晚期产后出血最可能的原因是
   A. 胎盘、胎膜残留　　B. 子宫胎盘附着面感染　　C. 蜕膜残留
   D. 剖宫产术后子宫伤口裂开　　E. 子宫复旧不全
9. 赵女士,产后 8 天,排少量浆液性恶露,会阴胀痛。检查发现侧切伤口有硬结。此伤口的主要护理措施是
   A. 每日观察恶露的性状　　B. 每日观察宫缩情况　　C. 勤换会阴垫
   D. 50% 硫酸镁湿热敷　　E. 产后 10 天给予高锰酸钾坐浴
10. 刘女士,29 岁,经产妇,产后第 5 天,腹痛 2 天,发热达 38.5℃,恶露多而浑浊,有臭味。查体:双乳软,无硬结。会阴伤口无红肿,子宫复旧不佳,有压痛。体温升高的最可能原因是
   A. 急性子宫内膜炎　　B. 产后宫缩痛　　C. 会阴伤口感染
   D. 急性乳腺炎　　E. 泌乳热

11. 陈女士,25 岁,G_2P_1,产后 12 天仍有阴道多量流血,考虑胎盘残留。正确的处理原则是

  A. 绝对卧床　　　　　　B. 支持疗法　　　　　　C. 刮宫术

  D. 剖腹探查　　　　　　E. 给予缩宫素

A3/A4 型题

(12～13 题共用题干)

吴女士,25 岁,初产妇,足月妊娠,胎膜早破,自然分娩后第 3 天,下腹痛 1 天,体检:体温 38.5℃,恶露浑浊有臭味,宫底平脐,子宫压痛,白细胞 $25 \times 10^9/L$,中性粒细胞 80%。

12. 此产妇最有效的对因治疗是

  A. 支持疗法　　　　　　B. 选用广谱高效抗生素

  C. 保证室内清洁、通风　　D. 定时冲洗会阴

  E. 半流质饮食

13. 病人的休息体位是

  A. 平卧位　　　　　　　B. 半卧位　　　　　　　C. 俯卧位

  D. 侧卧位　　　　　　　E. 头低足高位

(14～16 题共用题干)

孙女士,30 岁。足月产后 3 天,出现发热,下腹痛,恶露多,有臭味。测体温 38℃,查子宫底脐上一指,子宫体软、压痛。

14. 最可能的病理类型是

  A. 急性子宫内膜炎　　　B. 急性子宫肌炎

  C. 急性盆腔结缔组织炎　D. 急性输卵管炎

  E. 急性腹膜炎

15. 产后第 4 天,护士发现右侧会阴伤口红肿、疼痛、流脓。**错误**的护理是

  A. 嘱左侧卧位　　　　　B. 1:5000 高锰酸钾坐浴　　C. 会阴擦洗

  D. 立即拆线引流　　　　E. 红外线照射

16. 产后第 5 天,产妇持续高热达 39℃,以下护理措施**错误**的是

  A. 取平卧位休息　　　　B. 大量喝水　　　　　　C. 物理降温

  D. 及时更换衣物　　　　E. 给予高蛋白、高热量、高维生素饮食

(谭文绮)

第十二章　妇科护理病史采集及检查配合

【重点、难点精编】

第一节　妇科护理病史采集

一、病史采集方法

女性生殖系统疾病常常涉及病人的隐私和与性生活有关的内容,病史采集过程中会使病人感到害羞和不适,所以护理人员要做到态度和蔼、语言亲切,关心体贴和尊重病人,并时刻注意保护病人隐私,如提供私密的交流空间以及不可反复追问与性生活有关的情节。

二、妇科病史采集内容

包括一般项目、主诉、现病史、月经史、婚育史、既往史、个人史及家族史 8 个方面。

1. **月经史**　包括初潮年龄、月经周期及经期长短、经量多少、经血颜色及伴随症状。如病人 14 岁初潮,月经周期 28～30 日,经期 4～5 日,47 岁绝经,可简写为 $14\dfrac{4\sim5}{28\sim30}47$。

2. **婚育史**　婚次及结婚年龄、是否近亲结婚(直系血亲及三代旁系血亲)、丈夫年龄及健康状况,有无性病及性生活情况等。初孕或初产年龄,足月产、早产及流产次数以及现存子女数。生育史可简写为:足月产数-早产数-流产次数-现存子女数。如足月产 1 次,无早产,流产 2 次,现存子女 1 人,可简写为 1-0-2-1。也可仅用孕$_m$产$_n$(G_3P_1)表示。

第二节　身体及心理评估

一、身体评估及检查配合

1. **腹部检查**　包括腹部视诊、触诊、叩诊、听诊检查。
2. **妇科检查**　检查范围主要包括外阴、阴道、宫颈、宫体及两侧附件。
(1)检查前的护理配合及注意事项
1)检查前应保证室内温度适中,天冷时注意保暖。环境安静、隐蔽性好,让女性病人感到舒适与放心。
2)检查前应告知病人盆腔检查可能引起不适,不必太紧张。
3)检查前病人应排空膀胱,需留尿化验时,应先留取中段尿,并将样本送化验室。必要时导尿排空膀胱,大便充盈者应在排便或灌肠后检查。
4)严格消毒所用物品,每检查一人,应更换臀部下面的垫单或纸单,应一次性使用,以防交叉感染。

5）指导病人取膀胱截石位。不宜搬动的危重病人可在病床上检查。

6）月经期内避免做盆腔检查。若为阴道异常出血必须检查时,应严格消毒外阴,并使用无菌器械和手套,以防感染。

7）对未曾有过性生活者严禁进行双合诊及阴道窥器检查,应行直肠-腹部诊。若必须进行阴道检查才能了解病情时,征得其本人及家属同意后方可进行检查。

8）男医师对病人进行妇科检查时,需有其他女性在场,以减轻病人紧张心理和避免发生不必要的误会。

9）疑有盆腔内病变而腹壁肥厚、高度紧张不配合或未婚病人,若盆腔检查不满意时,可行 B 超检查,必要时可在麻醉下进行盆腔检查。

（2）检查方法、检查结果记录

1）外阴部检查:观察外阴发育、阴毛疏密和分布情况,有无畸形、有无炎症、溃疡、水肿、赘生物或包块,注意皮肤和黏膜色泽及质地变化,有无增厚、变薄或萎缩。然后用右手拇指和示指分开小阴唇,暴露阴道前庭、尿道口和阴道口,观察尿道口周围黏膜色泽及有无赘生物,前庭大腺有无肿胀,处女膜的形状及有无闭锁。必要时让病人向下用力屏气,观察有无阴道前后壁膨出及子宫脱垂、尿失禁等。

2）阴道窥器检查:应根据病人阴道大小和阴道壁松弛情况,选用适当大小的阴道窥器。

3）双合诊:是盆腔检查的最重要的项目。主要是扪清阴道、宫颈、宫体、输卵管、卵巢及宫旁结缔组织和韧带,了解有无盆腔内其他组织来源的肿块。若阴道黏膜病变或宫颈癌时,了解病变组织质地或癌肿浸润范围。多数妇女的子宫呈前倾前屈位,正常输卵管不能扪及。

4）三合诊:经直肠、阴道、腹部联合检查称三合诊,是双合诊的补充检查。可查清后倾后屈子宫大小、宫颈旁及宫骶韧带的病变,也可了解位于直肠后部及子宫直肠陷凹处肿物与子宫或直肠的关系。

5）直肠-腹部诊:适用于无性生活、阴道闭锁或因其他原因不适合行双合诊检查的病人。

二、妇科常用特殊检查及护理配合

妇科常用特殊检查包括阴道涂片、宫颈刮片、宫颈管涂片、宫颈活组织检查、诊断性刮宫、阴道后穹隆穿刺、阴道镜检查、宫腔镜及腹腔镜检查等,是辅助确定护理诊断的重要手段。

【自测题】

A1 型题

1. 护士对女病人采集妇科病史时,应**避免**的行为是
    A. 适当给予暗示
    B. 请病人提供院外病情记录
    C. 如发现病人有难言之隐者应单独询问
    D. 结合辅助检查了解病人的病史
    E. 遇到危急重症病人可询问病人家属

2. 观察阴道壁、子宫颈情况所用的妇科检查方法是
    A. 外阴检查　　　　　　B. 肛腹诊　　　　　　C. 双合诊
    D. 三合诊　　　　　　　E. 阴道窥器检查

3. 下列关于妇科盆腔检查的基本要求, **错误**的是
   A. 嘱妇女排空膀胱
   B. 更换臀部垫单
   C. 为未有性生活者行三合诊
   D. 一般采取膀胱截石位
   E. 男医生为病人进行妇科检查时应有另一名女性在场

4. 下列**不是**妇科病人常见临床表现的是
   A. 白带增多　　　　　　　B. 腹痛　　　　　　　C. 发热
   D. 阴道出血　　　　　　　E. 下腹包块

5. 了解病人有无腹腔出血, 应指导病人首选的检查是
   A. X 线检查　　　　　　　B. 超声检查　　　　　C. 阴道后穹隆穿刺
   D. 腹腔镜检查　　　　　　E. 腹腔穿刺

6. 分段诊刮顺序正确的是
   A. 先刮宫颈内口, 后刮宫颈外口
   B. 先刮宫颈外口, 后刮宫颈内口
   C. 先刮宫腔, 后刮子宫颈管
   D. 先刮子宫颈管, 后刮宫腔
   E. 以上都可以

7. 双合诊检查时**不正确**的是
   A. 了解宫颈情况　　　　　B. 了解子宫情况
   C. 了解子宫附件情况　　　D. 了解子宫直肠陷凹情况
   E. 指阴道和腹壁的联合检查

8. 关于宫颈活组织检查, **错误**的是
   A. 通过阴道窥器检查肉眼观可疑者应进行活检
   B. 活检部位在鳞-柱上皮交接处
   C. 取出标本立即用 75% 乙醇固定
   D. 活检后局部应严密止血
   E. 术后 2 周内禁盆浴和性生活

9. 妇科检查室室内消毒措施正确的是
   A. 每天开窗通风 1 次　　　　B. 每天诊疗前擦洗桌面 1 次
   C. 每天用消毒液擦洗地面 1 次　D. 每天用紫外线照射 1 次, 每周大消毒 1 次
   E. 每天用空气熏蒸消毒 1 次

10. 检查后倾后屈位子宫的妇科检查项目是
    A. 窥器检查　　　　　　　B. 双合诊　　　　　　C. 三合诊
    D. 肛-腹诊　　　　　　　E. 阴道镜检查

A2 型题

11. 李女士, 38 岁, 阴道分泌物增多已半年, 近来出现血性白带。检查宫颈糜烂样改变, 触之易出血, 子宫正常大小, 附件(-), 为排除宫颈癌。下述检查应首先做

　　A. 阴道分泌物悬滴法　　　　B. 宫颈活检　　　　　　C. 宫颈碘试验

　　D. 子宫颈刮片检查　　　　　E. 宫腔镜检查

12. 如果你在某基层卫生院实习,带教老师让你配备几项妇科检查用物,下列**不需要**的是

　　A. 无菌手套　　　　　　　　B. 阴道窥器　　　　　　C. 骨盆测量器

　　D. 宫颈刮板、玻片　　　　　E. 消毒肥皂水、生理盐水

13. 李女士,其孕产史描述为孕3产1,则其曾经有

　　A. 1次分娩史,2次流产史　　B. 1次分娩史,1次流产史

　　C. 2次分娩史,1次流产史　　D. 3次流产史

　　E. 3次分娩史

14. 王女士,无流产史,早产1次,足月产2次,现有1子女,可以简写为

　　A. 0-1-2-1　　　　　　　　B. 2-0-1-1　　　　　　C. 2-1-0-1

　　D. 1-0-1-2　　　　　　　　E. 1-2-1-0

15. 田女士,26岁,因突发性下腹痛就诊。心率110次/分,面色苍白,血压80/60mmHg,B超:子宫正常大,左附件区囊性占位,盆腔中度积液。对本病例最有价值的是

　　A. 有无外伤史　　　　　　　B. 有无停经史　　　　　C. 有无恶心、呕吐

　　D. 腹痛情况　　　　　　　　E. 有无晕厥

16. 李女士,42岁,自诉1周前发现下腹部包块,无痛,来院就诊。双合诊检查子宫**不能**发现

　　A. 大小　　　　　　　　　　B. 位置　　　　　　　　C. 活动度

　　D. 硬度　　　　　　　　　　E. 宫颈糜烂

17. 许女士,22岁,没有男朋友。发现左下腹包块3个月。欲进一步检查可采用

　　A. 外阴检查　　　　　　　　B. 阴道窥器检查　　　　C. 双合诊

　　D. 三合诊　　　　　　　　　E. 直肠-腹部诊

A3/A4 型题

(18～20 题共用题干)

李女士,45岁,月经规律,因接触性出血一个月做宫颈活检。

18. 门诊护士在操作前护理行为,**不正确**的是

　　A. 热情接待并引导病人取截石位进行检查

　　B. 解释活检的目的及操作方法

　　C. 告知病人检查前应憋尿

　　D. 检查器具要严格消毒

　　E. 应努力减轻病人的心理压力

19. 在活检操作过程中,护士对该病人的护理配合**不必要**的是

　　A. 确定本次检查时间是病人的月经干净后3～10天内

　　B. 术后嘱病人注意观察有无阴道流血

　　C. 12小时后取出带尾棉球或带尾纱布卷

　　D. 嘱病人术后保持会阴清洁,1个月内禁止性生活及盆浴

E. 取组织后及时送检
20. 如果该病人在活检过程中有出血应首选
    A. 注射止血药物   B. 纱布压迫止血   C. 电烫止血
    D. 激光止血   E. 缝合创面止血

（郭洪花）

第十三章　女性生殖系统炎症病人的护理

【重点、难点精编】

第一节　概　　述

一、女性生殖系统的自然防御功能

1. **解剖方面**　双侧阴唇自然合拢,阴道前壁紧贴,宫颈内口紧闭及宫颈管"黏液栓"堵塞,可防止外界的污染及病原体的侵入。

2. **生理方面**　子宫内膜周期性剥脱,输卵管蠕动及纤毛向宫腔方向摆动,均有利于防止病原体的侵入和生长繁殖。

3. **生化方面**

(1)宫颈黏液呈碱性。

(2)雌激素使阴道上皮增生变厚,上皮细胞内糖原含量增加,糖原在阴道乳杆菌的作用下分解为乳酸,使阴道维持正常的酸性环境(pH4～5),可抑制部分病原体的生长繁殖,称为阴道自净作用。

二、病　原　体

常见的导致生殖系统炎症的病原体:细菌、原虫、真菌、病毒、螺旋体、衣原体及支原体等。

三、传　播　途　径

1. **沿生殖器黏膜上行性蔓延**　多见于葡萄球菌、淋病奈瑟菌、沙眼衣原体的感染。
2. **经血液循环传播**　如结核分枝杆菌感染。
3. **经淋巴系统蔓延**　见于产褥感染、流产后感染及放置宫内节育器后感染等。
4. **直接蔓延**　如阑尾炎可引起右侧输卵管炎。

第二节　外阴部炎症病人的护理

一、外　阴　炎

外阴炎主要是指外阴部的皮肤与黏膜的炎症。

1. **病因**

(1)由于月经血、阴道分泌物、产后恶露、尿液、粪便等的刺激,可引起外阴部出现不同程度的炎症。

(2)内衣过紧或穿化纤内裤及经期使用卫生巾造成会阴部通透性差。

2. **护理评估**

(1)身体状况

1）症状：外阴瘙痒、疼痛、红肿、烧灼感，于性交、排尿、排便后加重。

2）体征：外阴部充血、肿胀、糜烂，有抓痕，严重者形成溃疡或湿疹；慢性病人外阴皮肤或黏膜增厚、粗糙、皲裂。

（2）辅助检查

1）阴道分泌物检查：必要时做细菌培养。

2）必要时检查血糖以及除外蛲虫病。

3. **治疗原则**

1）去除病因，积极治疗原发病。

2）消除物理刺激，注意个人卫生，保持外阴清洁、干燥。

3）局部可坐浴，如有破溃可涂抗生素软膏。

4. **护理措施**

（1）保护皮肤：嘱病人不要搔抓皮肤，避免破溃或合并细菌感染。

（2）用药护理：可用 1:5000 高锰酸钾溶液坐浴，每日 2 次，每次 15～30 分钟。若有破溃可涂抗生素软膏或紫草油。月经期禁止坐浴。

（3）心理护理：耐心给予安慰并告知病人按医嘱治疗可以治愈；向病人及家属介绍目前的病情及所采取的治疗和护理措施的目的。

（4）健康指导：讲解外阴炎症的病因及预防护理的相关知识，注意经期、孕期、分娩期及产褥期的卫生；养成良好的个人卫生习惯；急性期禁止性生活；治疗期间避免食用辛辣食物，避免使用刺激性的药物或清洗液。

二、前庭大腺炎

前庭大腺炎是病原体侵入前庭大腺引起的炎症，多见于育龄期女性。

1. **病因**　前庭大腺位于两侧大阴唇下 1/3 深部，腺体开口于小阴唇与处女膜之间的沟内。在性交、流产、分娩或其他情况污染外阴部时，病原体侵入腺管内引起炎症。炎性渗出物堵塞管口，脓液积聚不能外流而形成前庭大腺脓肿；急性炎症消退后，脓液逐渐转清而形成前庭大腺囊肿。主要病原体为葡萄球菌、链球菌、大肠杆菌等。

2. **护理评估**

（1）身体状况

1）症状：急性期疼痛、肿胀，严重时走路受限。可伴有发热、周身不适、乏力等。慢性期，轻时常无不适症状；囊肿大时，病人可有性交不适或外阴坠胀感。

2）体征：检查局部皮肤红肿、发热、压痛明显。偶见腹股沟淋巴结肿大。当脓肿形成时触之有波动感，脓肿直径可达 5～6cm。脓肿可自行破溃，引流良好者，炎症消退而自愈；如引流不畅，炎症持续不退或反复发作。

（2）辅助检查：可做白细胞计数检查，穿刺液细菌培养。

3. **治疗原则**　急性期抗感染治疗，卧床休息，保持外阴清洁；脓肿形成或囊肿较大时可切开引流或行造口术。

4. **护理措施**

（1）病情观察：急性期卧床休息，观察局部皮肤和体温变化。

（2）用药护理：切开引流术和造口术后要引流，每日换药一次；用氯己定棉球擦洗外阴，每日 2 次;伤口愈合后可用 1∶8000 呋喃西林溶液坐浴,每日 2 次。

(3)健康指导:保持外阴部的清洁卫生;月经期、产褥期禁止性交。

第三节　阴　道　炎

不同类型阴道炎的诊断、治疗与护理

类型	滴虫性阴道炎	假丝酵母菌性阴道炎	老年性阴道炎
病原体及其特点	阴道毛滴虫 易在温度 25～40℃、pH 5.2～6.6 的潮湿环境中生长繁殖	假丝酵母菌 此菌不耐热,加热至 60℃ 持续 1 小时即死,对干燥、日光、紫外线及化学试剂等抵抗力较强。酸性环境有利于其生长,感染者阴道 pH4.0～4.7	一般为化脓菌混合感染
病因	月经后阴道 pH↑,酸度↓易发病	妊娠期或产后,阴道内糖原↑、酸度↑、免疫力↓易发病	因卵巢功能衰退,雌激素水平降低,阴道壁萎缩,黏膜变薄,阴道内 pH↑,酸度↓局部抵抗力↓时易发病
易发人群	青春期、育龄期多见	多见孕妇、糖尿病、大量雌激素治疗、长期应用抗生素、服用皮质激素或免疫缺陷综合征者。穿紧身化纤内裤、肥胖者也易发生	妇女绝经后,手术切除双侧卵巢、卵巢功能早衰、盆腔放疗后、长期闭经、长期哺乳等均可引起本病发生
传播方式	经性交直接传播为主;经公共浴池、浴盆等间接传播;经污染的器械或敷料等医源性传播	内源性感染为主;性交间接传染,接触被污染的衣物间接传染	
常见症状	外阴瘙痒,局部灼热、疼痛、性交痛,如有尿道口感染可有尿频、尿痛甚至血尿	外阴瘙痒和白带增多。外阴奇痒、灼痛,严重时可伴有尿频、尿痛及性交痛	阴道分泌物增多及外阴瘙痒、灼热感
典型白带特征	灰黄色、稀薄泡沫状,严重者白带呈血性、脓性且有臭味	白色、稠厚,呈凝乳状或豆渣样	稀薄,呈淡黄色水样,严重者呈脓血性白带
体征	阴道黏膜充血,严重时有散在的出血点,呈"草莓样"外观,后穹隆有时可见脓性泡沫状分泌物。毛滴虫吞噬精子,可导致不孕	小阴唇内侧、阴道黏膜红肿并有白色膜状物附着,擦除后露出红肿的黏膜面,甚至糜烂和溃疡	外阴阴道萎缩,阴道黏膜充血、有出血点或浅表溃疡,慢性炎症、溃疡还可引起阴道黏连,黏连严重可导致阴道狭窄或是闭锁

续表

类型	滴虫性阴道炎	假丝酵母菌性阴道炎	老年性阴道炎
辅助检查	1. 悬滴法:悬滴液为生理盐水 2. 培养法	1. 悬滴液检查:悬滴液为10%氢氧化钾溶液 2. 革兰染色法:首选的检查法 3. 培养法	1. 阴道分泌物检查 2. 宫颈防癌涂片检查:与子宫恶性肿瘤相鉴别;必要时局部活组织检查
常见护理诊断/问题	黏膜完整性受损、舒适的改变、焦虑、睡眠形态改变、缺乏预防及治疗阴道炎的相关知识		
治疗原则	1. 切断传播途径,消除诱因 2. 阴道冲洗,恢复阴道的自净作用 3. 杀灭病原体,局部用药或与全身治疗结合		
局部用药	1%乳酸或0.5%醋酸溶液阴道灌洗,1次/日,然后用甲硝唑阴道泡腾片置阴道穹隆处,每晚1次,7~10日为一疗程	2%~4%碳酸氢钠液阴道灌洗或坐浴,1次/日,10次为1疗程;局部用阴道咪康唑栓剂、克霉唑栓或制霉菌素片	用0.5%醋酸或1%乳酸阴道灌洗或坐浴,1次/日;阴道内涂抹雌激素软膏,增加阴道抵抗力,也可局部用己烯雌酚
全身用药	甲硝唑口服。偶有胃肠道等不良反应,妊娠期、哺乳期妇女慎用,服药期间禁酒	伊曲康唑、氟康唑或酮康唑口服。全身用药适用于无性生活女性、外出不方便局部用药或月经来潮者	甲硝唑或诺氟沙星口服,也可根据敏感菌选择相应药物治疗。可口服尼尔雌醇或小剂量雌激素
治愈标准	月经干净后要复查白带,连续3个月滴虫检查阴性者为治愈	疗程结束3天后,每天做白带检查,连续3天均阴性者,为近期治愈,以后每次月经前5~7天复查白带,连续2个月均阴性者为治愈	月经干净后要复查白带为阴性
护理措施	1. 嘱病人检查前48小时避免性交、阴道灌洗、局部用药 2. 外阴瘙痒时禁止用刺激性药物以及肥皂水擦洗或搔抓 3. 指导阴道上药方法,阴道灌洗要注意温度、浓度、方法 4. 勿长期使用雌激素或滥用抗生素 5. 养成良好的卫生习惯,保持外阴清洁、干燥;穿透气性好的棉织内裤 6. 避免进食辛辣等刺激性的食物;避免不洁性生活		

第四节　宫颈炎病人的护理

宫颈炎为慢性和急性两种,临床以慢性多见,生育期妇女的常见病。根据病理改变可分为:宫颈糜烂、宫颈息肉、宫颈肥大、宫颈腺体囊肿、宫颈黏膜炎五种。宫颈糜烂最为常见。

一、病　因

1. **急性宫颈炎病因**　常见病因是沙眼衣原体及淋病奈瑟菌引起的感染。

2. 慢性宫颈炎病因　多由急性宫颈炎治疗不彻底转变而来,多见于分娩、流产或手术损伤宫颈后,病原体侵入而引起感染。

二、护　理　评　估

1. 身体状况

(1)症状:急性宫颈炎表现为大量脓性白带、腰酸、下腹坠痛、尿频、尿急,体温升高;慢性宫颈炎表现为白带增多,呈乳白色黏液状或淡黄色脓性,若有宫颈息肉时为血性白带或性交后出血;腰骶部疼痛,下坠感,因黏稠脓性白带不利于精子穿透而致不孕。

(2)体征:检查见宫颈充血、肿大或糜烂,评估糜烂面的大小和程度,有无息肉、肥大或宫颈腺体囊肿。

1)临床根据糜烂深浅程度分为三型:单纯型、颗粒型、乳突型。

2)根据糜烂面积大小分为三度:

轻度(Ⅰ度):指糜烂面积小于宫颈面积的1/3。

中度(Ⅱ度):指糜烂面积占宫颈面积的1/3~2/3。

重度(Ⅲ度):指糜烂面积占宫颈面积的2/3以上。

2. 辅助检查　阴道分泌物悬滴检查、宫颈分泌物涂片检查、培养法同时可做药敏试验、宫颈刮片细胞学检查等,筛查癌前病变及早期宫颈癌。有条件的医院可行宫颈液基薄层细胞(TCT)检查;必要时宫颈活检,以排除宫颈癌。

3. 治疗原则　慢性宫颈炎以局部治疗为主,根据病理类型采用不同的治疗方法。

(1)物理疗法:是目前治疗宫颈糜烂最常用方法,效果较好、疗程最短。

(2)手术疗法:宫颈息肉可手术摘除,宫颈肥大、宫颈糜烂较深者且累及宫颈管者可宫颈锥切术,宫颈腺体囊肿以微波或电灼破坏囊壁。

(3)药物治疗:适宜于糜烂面积小、炎症浸润较浅者。

三、护　理　措　施

1. 疾病预防　分娩及手术时减少宫颈裂伤,发现裂伤及时缝合;定期妇科检查,发现炎症积极治疗,对急性宫颈炎应该彻底治愈,阻断癌前病变。

2. 一般护理　解释治疗的必要性及治疗方法,协助做宫颈刮片细胞学检查或宫颈液基薄层细胞检查。

3. 治疗配合　指导病人配合医生做局部治疗,说明物理治疗的注意事项。

(1)治疗时间:选择在月经干净后3~7天。

(2)急性生殖器官炎症时为禁忌。治疗前先做宫颈刮片细胞学检查排除早期宫颈癌方可进行治疗。术前测血压及体温、排空膀胱。

(3)术后有阴道排出物较多,术后1~2周脱痂时排出物会有少量出血,如出血多则到医院就诊。治疗后的创面愈合需3~4周,病变较深者需6~8周。

(4)术后保持外阴清洁,2个月内禁止性生活、盆浴和阴道冲洗。2次月经干净后复查。

4. 健康指导　注意经期和性生活卫生;已婚妇女应定期妇检,并做宫颈刮片细胞学检查,排除宫颈癌,解除思想负担。

第五节　盆腔炎病人的护理

盆腔炎是指女性内生殖器及其周围结缔组织、盆腔腹膜所发生炎症时的统称。主要包括子宫内膜炎、输卵管炎、输卵管卵巢脓肿和盆腔腹膜炎等。临床分急性和慢性两类。

一、急性盆腔炎

1. 病因　经期卫生不良、宫腔内手术操作后感染、分娩或流产后感染、感染性传播疾病、邻近器官炎症的蔓延等。若治疗不及时,可引起弥漫性腹膜炎、败血症、感染性休克甚至危及生命,或者转为慢性盆腔炎。

2. 护理评估

（1）身体状况

1）症状:急性下腹疼痛伴发热及阴道分泌物增多。可伴有寒战、高热、头痛及食欲缺乏,直肠、膀胱刺激症状或腹膜刺激症状。

2）体征:病人呈急性病容。大量脓性分泌物从宫颈口流出,有臭味;阴道后穹隆有明显触痛,宫颈充血、消肿、举痛明显;宫体增大,有压痛,活动受限,双侧附件增厚,压痛明显,若有脓肿形成则可触及包块且压痛明显。

（2）辅助检查

1）宫颈管或阴道分泌物检查或细菌培养显示致病菌。

2）血液检查:血沉增快,白细胞增高,C反应蛋白增高。

3）影像学检查:B超有助于盆腔炎性包块的诊断。

4）阴道后穹隆穿刺:怀疑盆腔脓肿时做此检查可抽出脓液。

3. 治疗原则

（1）支持疗法:卧床休息,取半坐卧位,输液纠正电解质紊乱及维持酸碱平衡,必要时输血,发热时物理降温。

（2）抗生素治疗:根据细菌培养和药敏试验选择细菌敏感抗生素。

（3）手术或中药治疗。

4. 护理措施

（1）配合治疗:选择有效抗生素,遵医嘱足量及时静脉给药。如脓肿形成或破裂者,可行手术治疗。严密观察生命体征;注意观察会阴伤口有无感染,引流管是否通畅和引流物的量及性状;注意观察药物疗效及不良反应。

（2）一般护理

1）急性期卧床休息,取半坐卧位。

2）给予高热量、高蛋白、高维生素流质或半流质饮食,及时补充丢失的液体。

3）对高热病人及时采取物理降温,若有腹胀可行胃肠减压。

4）做好床边消毒隔离,保持会阴清洁干燥,避免不必要的妇科检查,以免炎症扩散。

（3）心理护理:给予心理支持,提供必要的护理,减轻其心理负担,缓解焦虑。

（4）健康指导:做好卫生宣教,指导病人注意产褥期、月经期及性生活卫生;宫腔手术注意无菌操作,术后注意保持外阴清洁;急性盆腔炎积极治疗,防止转为慢性盆腔炎。

二、慢性盆腔炎

慢性盆腔炎病程长,症状可在月经期加重,机体抵抗力下降时反复发作。致病菌包括金黄色葡萄球菌及溶血性链球菌、大肠埃希菌、淋病奈瑟菌等。

慢性盆腔炎病理类型:主要为结缔组织增生及盆腔黏连。常见类型有:①慢性子宫内膜炎;②慢性输卵管炎、输卵管积水;③输卵管卵巢炎及输卵管卵巢囊肿;④慢性盆腔结缔组织炎。

1. 护理评估

(1)身体状况

1)症状:下腹隐痛及腰骶部酸痛,劳累、性交后及月经前后加剧,白带增多。月经量增多,经期延长,输卵管黏连阻塞可致不孕或异位妊娠。全身症状多不明显,有时出现低热、疲乏、食欲缺乏及神经衰弱等症状。

2)体征:子宫多呈后位,活动受限或粘连固定。输卵管炎症时子宫一侧或两侧触及呈条索状的增粗输卵管,伴压痛。输卵管积水或输卵管卵巢囊肿,盆腔一侧或两侧可触及囊性肿物,活动受限。

(2)辅助检查

1)宫颈或阴道分泌物检查。

2)血液检查:血常规,细菌培养病原菌,药敏试验指导用药。

3)B超、腹腔镜检查:有助于盆腔炎性包块的诊断。

4)输卵管通畅检查。

2. 治疗原则   以综合治疗如中药、物理治疗为主;急性发作时卧床休息,用抗生素治疗,有囊肿或积水而药物治疗无效时可手术治疗。

3. 护理措施

(1)配合治疗:明确用药剂量、方法及注意事项,抗生素不宜长期使用。必要时可遵医嘱给予镇静止痛药以缓解症状。若需手术治疗,做好术前、术中、术后的护理配合。

(2)病情观察:做好中药灌肠、物理治疗过程中的护理观察。

(3)一般护理:注意休息,半卧位。加强营养,劳逸结合,防止受凉。

(4)心理护理:关心、同情病人,解释疼痛的原因及缓解方法,增强病人治愈的信心。

4. 健康指导   注意个人卫生,尤其是月经期和性生活卫生;增加营养,避免过度劳累,加强体育锻炼,增强体质;急性盆腔炎时应及时、彻底治愈。

第六节   性传播疾病病人的护理

性传播疾病是指通过性行为或类似性行为传播的一组疾病。传播方式以直接性接触为主,少数是共用生活用品间接接触感染,这些疾病不但威胁妇女本身健康而且还可以通过胎盘和乳汁引起胎儿和新生儿感染。目前常见的性传播疾病为尖锐湿疣和淋病。

一、尖 锐 湿 疣

1. 病因

(1)病原体:人乳头瘤病毒。该病毒耐冷不耐热,对常用抗生素不敏感。

（2）传播方式：主要通过性接触传染。孕妇患病或带菌者在阴道分娩时,胎儿可接触传染。温热、潮湿的外阴皮肤、黏膜交界处有利于其生长繁殖,尤其是会阴和阴道后壁。

2. 护理评估

身体状况

1）症状：症状多不明显,也可有瘙痒、烧灼感。

2）体征：在外阴、大阴唇、阴道、宫颈、尿道口、肛门周围可见微小散在的乳头状疣,质软,粉红色或污灰色。疣逐渐增多增大可互相融合形成鸡冠状,顶端可有角化和感染溃烂,触之易出血。妊娠期可促使病灶迅速生长,分娩后缩小或自然减退。

3. 治疗原则　以局部用药为主,常用药物为三氯醋酸、5% 氟尿嘧啶等,较大或多发湿疣采用电灼、冷冻或 CO_2 激光治疗。

4. 护理措施

（1）配合治疗：局部治疗后注意外阴清洁、干燥;加强疾病相关知识及性知识教育,提高防病意识。

（2）消毒隔离：治疗用物、器械严格消毒,生活用品要煮沸消毒,防止交叉感染。

（3）健康指导

1）治疗期间避免性生活,性伴侣一同检查,阳性者一并治疗。

2）妊娠期患病为避免传染给胎儿,可考虑剖宫产。

二、淋　病

1. 病因

（1）病原体：淋病奈瑟菌,淋病是我国发病率最高的性传播疾病。该菌喜湿怕干燥,离体后在完全干燥情况下 1~2 小时死亡;对热敏感,100℃立即死亡,一般消毒剂或肥皂液可使其迅速灭活。

（2）传染途径：以性传播为主,幼女接触污染的衣物、便盆等可致间接接触感染。临床好发部位为尿道旁腺、前庭大腺、宫颈管、输卵管等。

2. 护理评估

（1）身体状况

1）症状：潜伏期 3~7 天。感染初期病变局限于下生殖道,如病情发展可累及上生殖道,病理分为急性和慢性。

急性淋病表现为尿痛、尿频、排尿困难,白带增多呈黄色脓性。若侵入输卵管、卵巢可致急性盆腔炎,病人自觉下腹两侧剧痛,有寒战、高热、恶心、呕吐。慢性淋病表现为慢性尿道炎、慢性宫颈炎、输卵管积水等。

2）体征：急性期外阴红肿,宫颈感染时宫颈充血、水肿、脓性分泌物。

（2）辅助检查：分泌物涂片检查,其细菌培养可检出淋病菌是诊断淋病的金标准。

3. 治疗原则　首选头孢曲松钠,早期、足量、规范用药,彻底治愈,夫妻同时治疗。慢性淋病单纯药物效果差时应采用综合疗法如支持疗法、对症处理、物理疗法或手术治疗。

4. 护理措施

（1）一般护理：急性期病人要卧床休息、执行严格的隔离技术、严禁性交。

（2）消毒隔离：病人的生活用品应煮沸消毒 5~10 分钟,病人所接触的物品及器具用

1%苯酚(石炭酸)溶液浸泡。

（3）健康指导

1）嘱病人家属检查淋菌,阳性者一并治疗,其子女有症状者也应检查。

2）治疗结束后4～7日后复查分泌物,以后每月复查一次,连续3次阴性方能确定为治愈。

【自测题】

A1 型题

1. 以下针对外阴炎病人的健康教育内容正确的是

    A. 勤用沐浴露清洗外阴,以保持局部清洁

    B. 勤换内裤,保持外阴清洁干燥

    C. 适量饮酒,以促进局部血液循环

    D. 局部瘙痒难忍时可用手搔抓

    E. 产褥期不要每天清洗外阴,以免受凉

2. 关于宫颈重度糜烂,下列**错误**的是

    A. 首先做宫颈刮片细胞学检查　　B. 物理治疗效果更好

    C. 月经前可做电烫、激光治疗　　D. 理疗、中西药及手术综合治疗

    E. 术后两个月避免盆浴、性生活

3. 关于老年性阴道炎的治疗原则**错误**的是

    A. 用0.5%醋酸行阴道灌洗　　B. 灌洗后局部应用抗生素

    C. 可口服小剂量雌激素　　D. 阴道可涂抹雌激素软膏

    E. 乳腺癌病人可使用雌激素制剂

4. 以下情况中**不是**外阴阴道性假丝酵母菌病诱发因素的是

    A. 妊娠　　　　　　　　　　B. 月经期　　　　　　　　C. 糖尿病

    D. 长期用抗生素　　　　　　E. 使用避孕套避孕

5. 滴虫性阴道炎的治愈标准是

    A. 白带涂片检查1次阴性

    B. 月经后白带复查连续2次阴性

    C. 月经后白带复查连续3次阴性

    D. 分泌物恢复正常

    E. 外阴瘙痒消失

6. 慢性宫颈炎的病理变化中,最常见的类型是

    A. 子宫颈息肉　　　　　　　B. 子宫颈肥大　　　　　　C. 子宫颈糜烂

    D. 子宫颈管炎　　　　　　　E. 子宫颈腺体囊肿

7. 患有糖尿病的病人最易发生的阴道炎类型是

    A. 滴虫性阴道炎　　　　　　B. 外阴阴道假丝酵母菌病　C. 外阴瘙痒症

    D. 前庭大腺炎　　　　　　　E. 外阴炎

8. 关于慢性宫颈炎,物理治疗中正确的是

    A. 治疗前肉眼检查排除宫颈癌

    B. 除月经期外都可进行治疗

C. 治疗后 2 周内阴道分泌物多,可行坐浴

D. 一个月内禁止性生活

E. 物理疗法是目前治疗宫颈糜烂疗效较好、疗程最短的方法

9. 有关淋病的治疗下列**错误**的是

A. 妊娠早期可能导致流产

B. 妊娠早期可能发生胎膜早破

C. 治疗首选青霉素

D. 孕妇感染淋菌后最好终止妊娠

E. 可采用物理治疗

10. 关于急性盆腔炎的叙述**错误**的是

A. 取半卧位卧床休息

B. 给予高热量、高蛋白、高维生素流质、半流质食物

C. 抗生素治疗为主要的治疗手段

D. 妇科检查次数要增加以判断病情

E. 可疑脓肿破裂者需立即剖腹探查

A2 型题

11. 李女士,45 岁,近日发现外阴瘙痒,白带增多。查体:阴道壁充血,宫颈光滑,白带呈豆渣样。处女膜缘有白色膜状物。应考虑为

A. 滴虫性阴道炎　　　　B. 慢性宫颈炎　　　　C. 前庭大腺炎

D. 外阴阴道假丝酵母菌病　　E. 老年性阴道炎

12. 王女士,32 岁。因不洁性交后出现外阴瘙痒及白带增多。入院后诊断为滴虫性阴道炎。该疾病典型的白带特点是

A. 干酪样白带　　　　B. 稀薄泡沫状　　　　C. 豆渣样白带

D. 稀薄呈淡黄色　　　　E. 白带呈脓血性,有臭味

13. 李女士,35 岁,流产后体温升高 3 日来院,诊断为急性盆腔炎,对其采取的处理中。**错误**的是

A. 补充营养及液体,纠正水电解质紊乱

B. 半卧位休息

C. 静脉滴注广谱抗生素

D. 做血培养、宫颈分泌物培养及药敏试验

E. 急性期不能采用手术治疗

14. 黄女士,妇科检查:宫颈糜烂面明显凹凸不平,为整个宫颈面积的 2/3 以上,宫颈活检排除宫颈癌,应诊断为

A. 乳头型轻度糜烂　　　B. 乳头型中度糜烂　　　C. 乳头型重度糜烂

D. 颗粒型中度糜烂　　　E. 颗粒型重度糜烂

15. 李女士,门诊病人,诊断为外阴阴道假丝酵母菌病,指导其自我护理措施中**不妥**的是

A. 用 2% ~4% 碳酸氢钠坐浴　　B. 孕妇积极治疗

C. 无症状性伴侣需治疗　　　D. 每日清洗外阴,内裤煮沸消毒

E. 在月经干净 2 ~ 7 天复查白带

16. 李女士,已婚,35 岁,确诊为慢性盆腔炎,对其疾病的叙述**不正确**的是
    A. 月经期不要盆浴、游泳及过度劳累
    B. 该病易发生癌变
    C. 可配合中药治疗
    D. 子宫常后位,活动受限,粘连固定
    E. 该病可导致不孕

17. 针对尖锐湿疣的处理**不妥的**是
    A. 孕妇无须治疗,选择剖宫产终止妊娠即可
    B. 局部用药为主
    C. 大的尖锐湿疣可行手术治疗
    D. 可用冷冻治疗,CO_2 激光治疗
    E. 治疗期间禁止性生活

18. 李女士,35 岁,诊断为阴道炎。对其健康指导**不正确**的是
    A. 经期、产褥期及流产后注意预防感染
    B. 每日清洗外阴,勿用手搔抓外阴
    C. 指导病人及时复查
    D. 教会病人局部用药的方法
    E. 局部症状消失后即可停药

A3/A4 型题

（19 ~ 20 题共用题干）

李女士,32 岁,已婚,一周前行人工流产术后出现下腹痛,伴里急后重感。查体:腹部压痛、反跳痛,宫颈举痛。

19. 该病人最可能的临床诊断是
    A. 急性盆腔炎　　　　B. 异位妊娠　　　　C. 急性阑尾炎
    D. 急性宫颈炎　　　　E. 卵巢囊肿蒂扭转

20. 该病人所患疾病最主要的治疗手段是
    A. 取半卧位　　　　B. 后穹隆切开引流　　　　C. 剖腹探查
    D. 阴道灌洗　　　　E. 抗生素治疗

（21 ~ 23 题共用题干）

王女士,28 岁,已婚,因白带增多,腰骶部疼痛,性交后出血、就诊。妇科检查诊断:重度宫颈糜烂。

21. 该病人所患疾病最好的治疗方法是
    A. 手术切除子宫　　　　B. 宫颈锥切术　　　　C. 物理治疗
    D. 全身抗感染治疗　　　　E. 阴道灌洗后宫颈上药

22. 上述治疗最佳时间为
    A. 月经来潮前 1 ~ 2 天　　　　B. 月经干净后 1 ~ 2 天
    C. 月经来潮前 3 ~ 7 天　　　　D. 月经干净后 3 ~ 7 天

E. 月经期

23. 关于宫颈炎的护理措施,说法**错误**的是
    A. 做宫颈刮片排除宫颈癌,解除病人思想负担
    B. 鼓励病人定期做妇科检查
    C. 治疗期间要定期行阴道冲洗
    D. 嘱病人保持外阴清洁干燥
    E. 两次月经干净后复查

(24~26题共用题干)

李女士,29岁,有不洁性生活史。外阴瘙痒,白带增多1周来院就诊。妇科检查:外阴皮肤黏膜潮红,小阴唇内侧面可见数个小菜花样赘生物,宫颈轻度糜烂,表面光滑,子宫大小正常,双附件(-)

24. 针对该病人的情况,为明确诊断应首先做的辅助检查是
    A. 赘生物活组织检查   B. B超检查   C. 白带常规检查
    D. 宫颈刮片细胞学检查   E. 宫颈活体组织检查

25. 该病人可能的诊断是
    A. 滴虫性阴道炎   B. 外阴阴道假丝酵母菌病   C. 尖锐湿疣
    D. 淋病   E. 梅毒

26. 若根据辅助检查结果确诊为尖锐湿疣,针对该病人的治疗措施正确的是
    A. 给予抗生素治疗
    B. 电灼、冷冻或激光治疗
    C. 妊娠期要停止治疗,等分娩后再行诊治
    D. 若妊娠足月,可行阴道分娩
    E. 该病治愈后不易复发

(高丽玲)

第十四章　妇科肿瘤病人的护理

【重点、难点精编】

第一节　外阴癌病人的护理

外阴癌多见于 60 岁以上的女性,以外阴鳞状细胞癌最常见。

一、转　移　途　径

直接浸润、淋巴转移常见,晚期可经血行播散。

二、处　理　原　则

手术治疗为主,晚期可辅以放疗或化疗综合方案。

三、护　理　评　估

1. 身体状况

(1)症状评估:早期病人外阴部有瘙痒、烧灼感等局部刺激症状,局部见不同形态的结节。随着硬结逐渐长大,可破溃继发感染,出现疼痛、渗液、出血,当肿瘤侵犯尿道或直肠时,可出现尿频、尿急、尿痛、血尿、便秘、便血等症状。

(2)护理体检:外阴丘疹、硬结、溃疡或赘生物及其形态(如结节状、菜花状、溃疡状等);一侧或双侧腹股沟淋巴结增大、质硬。

2. 辅助检查　通过外阴活检可以确诊。可采用 1% 甲苯胺蓝涂抹外阴病变皮肤,待干后用 1% 醋酸液擦洗脱色,在蓝染部位做活检,或用阴道镜观察外阴皮肤定出可疑灶后也有助于定位活检。

四、护　理　措　施

1. 术前护理

(1)全身情况准备:外阴癌病人伴随高血压、心脏病、糖尿病等内科合并症,术前应遵医嘱给予纠正;术前做药物过敏试验、配血备用等;指导病人术后正确咳痰、床上使用便器、床上肢体锻炼的方法,以预防术后并发症。

(2)皮肤准备:如外阴皮肤有炎症、溃疡,需采用局部涂抗生素,治愈后手术。术前一日备皮,范围上至耻骨联合上 10cm,两侧至腋中线,下至外阴部、肛门周围、臀部及大腿内侧上 1/3。

(3)肠道准备:术前 3 天进少渣饮食,并按医嘱给肠道抗生素,常用庆大霉素口服;术前 8 小时禁食,4 小时禁水,给予静脉补液;术前日晚及术晨行清洁灌肠。

(4)阴道准备:术前 3 日开始阴道冲洗或坐浴,每日 2 次,常用 1:5000 高锰酸钾、1:20 聚维酮碘溶液等。术晨用消毒液行阴道擦洗,并特别注意阴道穹隆,擦洗后用大棉签蘸干。

(5)其他准备:术中、术后留置尿管;外阴需植皮者,对植皮部位进行剃毛、消毒后用无菌治疗巾包裹。

2. 术后护理

(1)体位:采取平卧位,双腿外展屈膝,膝下垫软枕。

(2)切口护理:注意有无渗血、红肿热痛等炎症反应;观察阴道分泌物的量、性质、颜色及有无异味;保持引流通畅,注意观察引流物的量、色、性状等;会阴擦洗 2 次／日;术后 2 日起,会阴部、腹股沟部可用红外线照射;一般外阴切口术后 5 天开始间断拆线,腹股沟切口术后 7 天拆线。

(3)尿管护理:根据手术范围及病情,尿管分别留置 2～10 日。术后应注意保持尿管通畅,观察尿色、尿量。拔管前应训练膀胱功能,拔出尿管后应鼓励病人尽早排尿,如有排尿困难给予诱导、热敷等措施帮助排尿,必要时重新留置导尿。

(4)饮食、活动护理:指导病人合理饮食,术后 3～5 天少渣饮食,鼓励病人上半身及上肢活动,预防压疮;术后第 5 天,给予缓泻剂口服使粪便软化。

3. 健康指导

(1)指导病人术后保持乐观情绪,增强战胜疾病的信心。

(2)嘱病人于外阴根治术后 3 个月复诊,全面评估术后恢复情况,医生与病人一起探讨治疗及随访计划。

(3)指导病人具体随访时间:第一年:1～6 个月,每月 1 次;7～12 个月,每 2 月 1 次;第 2 年:每 3 个月 1 次;第 3～4 年:每半年 1 次;第 5 年及以后,每年 1 次。随访内容包括放疗效果、不良反应及有无肿瘤复发的征象等。

第二节　宫颈癌病人的护理

宫颈癌是最常见的女性生殖道恶性肿瘤之一,以鳞状细胞癌为主,高发年龄为 50～55 岁。发病因素目前认为与人乳头瘤病毒(HPV)感染,特别是高危型人乳头瘤病毒的持续感染,是宫颈癌和癌前病变的基本原因。

一、转 移 途 径

主要为直接蔓延及淋巴转移,血行转移较少见。

二、处 理 原 则

根据临床分期、年龄、生育要求及全身情况,结合医院医疗技术水平及设备条件综合考虑,制订适合于个体的治疗方案,主要治疗方法为手术、放疗和化疗,可根据具体情况配合应用。

三、护 理 评 估

1. 身体状况

(1)症状评估

1)阴道流血:早期多为接触性出血,发生在性生活后或妇科检查后;后期则为不规则阴道流血。晚期因侵蚀大血管可引起大出血。年轻病人也可表现为经期延长,经量增多,老年病人常表现为绝经后出现不规则阴道流血。

2)阴道排液:多数病人有阴道排液增多,可为白色或血性,稀薄如水样或米泔状,有腥臭。晚期因癌组织坏死伴感染,可有大量泔水样或脓性恶臭白带。

3)晚期症状:癌灶累及邻近组织器官及神经时,可出现尿频尿急、便秘、下肢肿胀、疼痛等症状;癌肿压迫或累及输尿管时可引起输尿管梗阻,肾积水及尿毒症等。

(2)护理体检:妇科检查可见外生型、内生型或溃疡型等病变;阴道壁受累时可见赘生物生长;宫旁组织受累时,三合诊检查可扪及宫颈旁组织增厚、结节状、质硬或形成"冰冻盆腔"。

2. 辅助检查

(1)宫颈刮片细胞学检查:是普查宫颈癌的常用方法,也是目前发现宫颈癌前期病变和早期宫颈癌的主要方法。

(2)宫颈及宫颈管活组织检查:是确诊宫颈癌及癌前病变的依据。

四、护 理 措 施

1. 术前护理　会阴擦洗 2 次/天,术前 3 天用消毒剂或氯己定等消毒宫颈及阴道;拟行全子宫切除术者,手术日晨常规消毒后,分别用 2.5% 碘酒、75% 乙醇消毒宫颈口,擦干后再用 1% 亚甲蓝涂宫颈及阴道穹隆,并用大棉球拭干。

2. 术后护理

(1)注意观察病情。

(2)保持引流管通畅　按医嘱于术后 48～72 小时取出引流管,术后 7～14 天拔除尿管。

(3)促进膀胱功能的恢复　拔除尿管前 3 天开始夹管,每 2 小时开放一次,定时间断放尿以训练膀胱功能,促使恢复正常排尿功能。

(4)改善营养状态。

(5)预防术后并发症。

(6)健康指导

1)出院后第 1 年内,1 个月内首次随访,以后每 2～3 个月复查 1 次;出院后第 2 年,每 3～6 个月复查 1 次;第 6 年开始,每年复查 1 次。病人出现任何症状均应及时随诊。

2)注意帮助病人进行自我调整,协助其重新评价自我能力,根据病人具体状况提供有关术后生活方式的指导。

3)病人性生活的恢复需依据术后复查结果而定。

4)在社区应大力宣传宫颈癌筛查的重要性。鼓励 30 岁以上妇女应常规接受宫颈刮片检查,一般妇女每 1～2 年普查 1 次,有异常者应进一步处理。已婚妇女尤其是绝经前后有月经异常或有接触性出血者及时就医,警惕生殖道癌的可能。

第三节　子宫肌瘤病人的护理

子宫肌瘤是女性生殖器官最常见的良性肿瘤,多见于 30～50 岁的育龄妇女。

一、分　　类

1. 按肌瘤生长部位分为宫体肌瘤和宫颈肌瘤。
2. 按肌瘤与子宫肌壁的关系分为肌壁间肌瘤、浆膜下肌瘤和黏膜下肌瘤。

二、处 理 原 则

应根据病人的年龄、症状、肌瘤大小和部位以及是否有生育要求等因素全面考虑,主要治疗方法包括:随访观察、药物治疗和手术治疗。

三、护 理 评 估

1. **身体评估**
(1)症状评估
1)经量增多或经期延长。
2)下腹包块。
3)白带增多。
4)压迫症状。
5)其他:病人可引起不孕或流产;肿瘤发生蒂扭转或合并红色变性时,可发生急性腹痛;子宫黏膜下肌瘤由宫腔内向外排出时也可引起腹痛。
(2)护理体检:大肌瘤可在下腹部扪及实质性不规则肿块。妇科检查子宫增大,表面不规则单个或多个结节状突起。浆膜下肌瘤可扪及单个实质性球状肿块与子宫有蒂相连。黏膜下肌瘤位于宫腔内者子宫均匀增大,脱出子宫颈外口者可看到子宫颈口出有肿物,粉红色,表面光滑,宫颈四周边缘清楚,如伴有感染可有坏死、出血及脓性分泌物。

2. **辅助检查**　B超是最常见的辅助检查方法,也可通过诊断性刮宫、宫腔镜、腹腔镜等协助诊断。

四、护 理 措 施

1. **症状护理**　遵医嘱对症处理。
2. **随访观察护理**　使病人明确随访的目的、时间及联系方式,切不可忽视定期检查,应按时接受随访指导,以便根据病情修正治疗方案。
3. **药物治疗的护理**　对接受激素药物治疗病人应讲明药物名称、用药目的、剂量、方法及不良反应,服药过程中不能擅自停药或改变剂量。
4. **手术治疗的护理**
(1)按腹部及经阴道手术病人常规进行护理。若肌瘤脱出阴道内,应保持局部清洁,防止感染。
(2)采用腹腔镜手术病人术后因腹腔残留气体,容易出现腹胀、肩痛及上腹不适,应禁止病人食产气食物,鼓励病人尽早下床活动,以排出腹腔气体。
5. **健康指导**
(1)出院以后,应根据自身情况适当活动、锻炼,注意劳逸结合,逐步恢复自理能力。
(2)注意个人卫生。伤口拆线1周内用温水擦浴,1周后可洗淋浴,每日清洗外阴,并更换内裤。

第四节 子宫内膜癌病人的护理

子宫内膜癌是发生于子宫内膜的一组上皮性恶性肿瘤,为女性生殖道三大恶性肿瘤之一。

一、转 移 途 径

主要转移途径为直接蔓延、淋巴转移,晚期可有血行转移。

二、处 理 原 则

早期病人以手术治疗为主,辅助治疗为辅。晚期则采用手术、放疗、药物治疗等综合方案。

三、护 理 评 估

1. **身体评估**
(1)症状评估
1)阴道流血:主要表现为绝经后阴道流血,量一般不多。尚未绝经者可表现为月经增多、经期延长或月经紊乱。
2)阴道排液:多为血性液体或浆液性分泌物,合并感染则有脓血性排液,恶臭。约25%的病人因为阴道排液异常就诊。
3)下腹疼痛及其他:若癌肿累及宫颈内口,可引起宫腔积脓,出现下腹胀痛及痉挛样疼痛。晚期浸润周围组织或压迫神经可引起下腹及腰骶部疼痛。晚期可出现贫血、消瘦及恶病质等相应症状。
(2)护理体检:早期子宫内膜癌病人妇科检查可无异常发现。晚期可有子宫明显增大,合并宫腔积脓时可有明显触痛,宫颈管内偶有癌组织脱出,触之易出血。癌灶浸润周围组织时,子宫固定或在宫旁触及不规则结节状物。
2. **辅助检查** 分段诊断性刮宫是最常用的有价值的诊断方法。

四、护 理 措 施

1. **一般护理**
2. **手术治疗的护理**
(1)严格按腹部及阴道手术护理进行术前、术后护理。
(2)病人术后6~7天阴道残端羊肠线开始吸收或感染时容易出现残端出血,应严密观察和记录出血情况,此期间病人应减少活动。
3. **激素及其他药物治疗的护理** 孕激素在治疗过程中以高效、大剂量和长期应用为宜,应鼓励病人具备配合治疗的耐心和信心,注意观察药物的不良反应。
4. **放疗的护理** 接受盆腔内放疗者,事先应灌肠并留置导尿管,以保持直肠、膀胱空虚状态,避免放射性损伤。腔内置入放射源期间,保证病人绝对卧床休息,但应进行床上肢体活动,以免因长期卧床而出现并发症。取出放射源后,鼓励病人渐进性下床活动并承担生活自理项目。

5. 健康指导

(1)指导出院后的康复:术后 1 个月后适当做家务,注意饮食,加强营养;保持会阴清洁,术后 3 个月禁止性生活及盆浴。

(2)定期随访:向病人明确随访时间及目的,一般术后 2 ~ 3 年内每 3 个月复查 1 次,3 年后每 6 个月 1 次,5 年后每年 1 次。随访内容应包括详细病史、盆腔检查、阴道细胞学检查、X 线胸片、血清 CA125 等。

(3)宣传和普及防癌知识:年龄 40 岁以上的妇女每年接受 1 次妇科检查,注意子宫内膜癌的高危因素,积极治疗高血压、糖尿病。绝经后出血是危险信号,一旦出现应立即就诊,及时治疗可获得满意效果。

第五节　卵巢肿瘤病人的护理

卵巢肿瘤是女性生殖器官常见肿瘤之一,各年龄阶段均可发病,肿瘤的组织学类型多。肿瘤上皮性肿瘤好发于 50 ~ 60 岁妇女,而卵巢生殖细胞肿瘤多见于 30 岁以下的年轻女性。

一、卵巢恶性肿瘤的转移途径

直接蔓延及腹腔种植是卵巢恶性肿瘤主要转移途径,淋巴也是重要转移途径,血行转移较少见。

二、处 理 原 则

首选手术治疗。

三、护 理 评 估

1. 身体评估

(1)症状评估

1)卵巢良性肿瘤:病人多无症状,常在妇科检查时偶然发现。肿瘤增大时,病人可感腹胀或腹部扪及肿块。肿瘤继续长大占满盆、腹腔时,可出现尿频、便秘、气急、心悸等症状。

2)卵巢恶性肿瘤:出现症状时多属晚期,主要为腹胀、腹部肿块及胃肠道症状。肿瘤向周围组织浸润或压迫,可引起腹痛、腰痛或下肢疼痛;压迫盆腔静脉可出现下肢水肿;功能性肿瘤可出现不规则阴道流血或绝经后阴道流血。晚期病人明显消瘦、贫血等恶病质表现。

(2)护理体检

1)卵巢良性肿瘤:检查见腹部膨隆,包块活动度良,叩诊实音,无移动性浊音。妇科检查可在子宫一侧或双侧触及圆形或类圆形肿块,多为囊性,表面光滑、活动,与子宫无黏连。

2)卵巢恶性肿瘤:三合诊检查可在直肠子宫陷凹处触及质硬结节或肿块,肿块多为双侧,实性或囊实性,表面凹凸不平,活动差,与子宫分界不清,常伴有腹水。有时可在腹股沟、腋下或锁骨上触及肿大的淋巴结。

3)卵巢肿瘤并发症

蒂扭转 常见妇科急腹症,典型症状是体位改变后突然发生一侧下腹痛,常伴恶心、呕吐甚至休克。双合诊检查可扪及压痛的肿块,以蒂部最明显。有时不全扭转可自然复位,腹痛随之缓解。蒂扭转一经确诊,应尽快行剖腹手术。

破裂 有自发性破裂和外伤性破裂。

感染 较少见,病人可有发热、腹痛、腹部压痛及反跳痛、腹肌紧张、腹肌肿块及白细胞计数增加等。

恶变 肿瘤迅速生长尤其双侧性,应考虑有恶变可能。

2. 辅助检查 包括 B 超检查、肿瘤标志物检查、腹腔镜检查、细胞学检查等。

四、护 理 措 施

1. 促进病人感觉舒适

2. 协助病人接受各种检查和治疗 一次放腹水 3000ml 左右,不宜过多,以免腹压骤降发生虚脱,放腹水速度宜缓慢,一般不超过 1000ml/h,操作后用腹带包扎腹部。协助送检标本,观察穿刺口有无液体外渗,敷料浸湿时及时更换。

3. 饮食指导

4. 健康指导

(1)指导病人术后 2 个月内避免持重,逐渐增加运动量,劳逸结合,避免重体力劳动。

(2)卵巢恶性肿瘤者,遵医嘱进行长期随访,术后 1 年内,每月 1 次;术后 2 年,每 3 个月 1 次;术后第 3~5 年视病情每 4~6 个月 1 次;5 年以上者,每年 1 次检查。

(3)积极开展普查普,30 岁以上妇女每年应行妇科检查,高危人群每半年检查一次,必要时进行 B 型超声检查和检测血清 CA125 等肿瘤标记物。

(4)卵巢非赘生性肿瘤直径 < 5cm 者,应定期(3~6 个月)接受复查及详细记录;卵巢实性肿瘤或囊性肿瘤卵巢 > 5cm 者应及时手术切除。盆腔肿块诊断不清或治疗无效者应及早行腹腔镜检查或剖腹检查。

(5)凡乳腺癌、胃肠癌等病人,治疗后应严密随访,定期做妇科检查。

【自测题】

A1 型题

1. 外阴癌病人行阴式手术后应采取的体位为
   A. 半卧位   B. 头高足低位   C. 平卧位
   D. 侧卧位   E. 截石位

2. 外阴癌根治术病人术前护理**不正确**的是
   A. 术前 3 天进少渣流食   B. 术前 3 天可用 1∶5000 的高锰酸钾进行会阴擦洗
   C. 术前训练床上排大小便   D. 消除病人的紧张情绪
   E. 备皮范围两侧应达腹股沟

3. 黏膜下肌瘤最常见的临床症状是
   A. 月经量增多   B. 痛经   C. 下腹部包块
   D. 白带增多   E. 月经周期延长

4. 浆膜下肌瘤最常见的症状为
   A. 阴道排液   B. 下腹包块   C. 下腹坠痛

D. 白带增多　　　　　　　　E. 不孕

5. 子宫肌瘤病人手术后早期下床活动的目的是

    A. 减轻伤口疼痛　　　　　　B. 减轻病人的焦虑情绪

    C. 调整病人的身心状态　　　D. 避免下肢静脉血栓形成

    E. 有利于咳嗽及排痰

6. 宫颈癌的好发部位是

    A. 宫颈阴道部鳞状上皮　　　B. 宫颈管柱状上皮

    C. 宫颈鳞-柱上皮交界处　　　D. 宫颈管腺上皮

    E. 宫颈鳞状上皮增生区

7. 子宫内膜癌最典型的临床症状为

    A. 绝经后阴道流血　　　B. 接触性出血　　　C. 不规则阴道流血

    D. 月经量过多　　　　　E. 经前经后少量出血

8. 能协助诊断子宫内膜癌经济有效的方法是

    A. 阴道后穹隆脱落细胞检查　　B. 诊断性刮宫　　　C. 宫腔冲洗法

    D. 分段诊断性刮宫　　　　　　E. 宫颈刮片检查

9. 卵巢肿瘤最常见的并发症是

    A. 破裂　　　　　　　B. 盆腔感染　　　　C. 蒂扭转

    D. 恶变　　　　　　　E. 腹水

10. 卵巢肿瘤病人术后随访的时间正确的是

    A. 术后 1 年内,每 3 个月 1 次　　B. 术后 3 年,每 3 个月 1 次

    C. 术后 2 ~ 3 年,每 6 个月 1 次　　D. 术后 4 ~ 10 年,每 6 个月 1 次

    E. 术后 10 ~ 20 年,每 2 年 1 次

A2 型题

11. 李女士,45 岁,因外阴癌入院,住院期间进行了阴式手术。术后护士对其伤口护理**不正确**的是

    A. 术后当日开始每天用红外线照射

    B. 随时观察会阴切口的情况,注意有无渗血、渗液

    C. 每天行外阴擦洗 2 次

    D. 病人排便后清洁外阴以预防感染

    E. 注意阴道分泌物的性状

12. 王女士,广泛子宫切除和盆腔淋巴结清除术后病人。妇科护士介绍其留置导尿管放置时间是

    A. 2 ~ 3 天　　　　　　B. 4 ~ 6 天　　　　　C. 8 ~ 10 天

    D. 6 ~ 8 天　　　　　　E. 10 ~ 14 天

13. 李女士,45 岁,入院诊断为子宫肌瘤。治疗方案为子宫次全切,护士在护理评估中发现病人及其丈夫对子宫切除顾虑重重,担心会影响夫妻生活,针对此病人和家属,护士重点做好的教育指导是

    A. 子宫肌瘤的发病原因　　　B. 子宫切除术前准备的配合要点

C. 并发症的预防　　　　　　D. 女性生殖器官的解剖特点

E. 术后性生活的注意事项

14. 田女士,43 岁,因子宫肌瘤拟行经腹全子宫切除术,各项检查无异常。术前 3 天护士应开始做的准备是

A. 阴道准备　　　　　　B. 胃肠道准备　　　　　　C. 皮肤准备

D. 清洁灌肠　　　　　　E. 禁食

15. 许女士,39 岁,护理体检可在子宫处触及有蒂与子宫相连球状物,质地较硬。该病人的肌瘤类型最可能的是

A. 宫体肌瘤　　　　　　B. 黏膜下肌瘤　　　　　　C. 浆膜下肌瘤

D. 子宫颈肌瘤　　　　　E. 子宫肌瘤钙化

16. 田女士,39 岁。接触性出血半年,宫颈活检后确诊为宫颈癌 1 期。首选的治疗方法是

A. 放疗 + 激素治疗　　　B. 放疗　　　　　　　　　C. 化疗

D. 手术治疗　　　　　　E. 激素治疗

17. 李女士,45 岁,白带多,近 1 个半月有性交后出血。妇科检查:宫颈糜烂样改变,其他无异样。为排除该病人的宫颈癌首选的检查是

A. 宫颈活检　　　　　　　　B. 阴道镜

C. 宫颈刮片细胞学检查　　　D. 分段诊断性刮宫

E. 碘试验

18. 王女士,38 岁,宫颈糜烂样改变,宫颈刮片细胞学检查疑为宫颈癌,需进一步做子宫颈活组织检查确诊。检查过程中正确的操作是

A. 凡肉眼可疑者应行活检

B. 取材部位在宫颈外口

C. 取出标本立即分别置于标本瓶中

D. 阴道纱布于 6 小时取出

E. 术后 1 周禁止性生活

19. 一护士在社区开展宫颈癌早期发现与预防的健康教育,下列健康教育内容**错误**的是

A. 提倡晚婚晚育,开展性教育

B. 积极治疗宫颈相关疾病

C. 40 岁以上妇女应定期开展宫颈普查和普治,每 3 ~ 5 年普查一次

D. 绝经后出血应及早就医

E. 重视宫颈癌的早期症状,如白带多、接触性出血等

20. 田女士,58 岁,已绝经多年,几个月来常有少量不规则出血,来院检查为子宫内膜癌。下述**不是**该病特点的是

A. 生长缓慢　　　　　　B. 转移较早　　　　　　C. 绝经后妇女多见

D. 以腺癌为主　　　　　E. 早期症状不明显

21. 田女士,61 岁,绝经 11 年后出现阴道出血。妇科检查:宫颈表面光滑,子宫质软。最先考虑的诊断为

A. 宫颈癌　　　　　　　B. 绒毛膜癌　　　　　　C. 卵巢癌

D. 葡萄胎　　　　　　　　　E. 子宫内膜癌

22. 社区护士在开展一次子宫内膜癌的宣教活动中,内容**不正确**的是
    A. 对生育期、绝经期妇女,宣传防癌普查的重要性,一般 1～2 年 1 次
    B. 对合并有内科疾病,如肥胖、糖尿病、高血压等劝告及时治疗
    C. 采用雌激素替代治疗的妇女必须严格遵医嘱用药
    D. 凡接受手术治疗的病人,手术后不需要随访
    E. 凡出现绝经后阴道流血或不规则阴道流血的病人均应进行有关检查

23. 王女士,44 岁,因月经紊乱,腹围增大,胃肠胀气伴腹痛就诊,诊断为卵巢癌。因肿瘤过大并伴有腹水,病人出现压迫症状,心悸、气促。护士指导病人应采取的体位是
    A. 右侧卧位　　　　　　　B. 仰卧位　　　　　　　C. 左侧卧位
    D. 坐位　　　　　　　　　E. 膀胱截石位

24. 章女士,28 岁,妇科检查:阴道、子宫(－),左侧附件可触及 5cm×6cm×7cm 囊性包块,表面光滑,活动良好。该病人首先考虑的疾病是
    A. 卵巢转移性肿瘤　　　　B. 输卵管异位妊娠　　　C. 卵巢内膜样癌
    D. 卵巢良性肿瘤　　　　　E. 卵巢囊肿

25. 田女士,卵巢癌病人,今日手术,术后需保留尿管。护士正确的护理应为
    A. 2 天擦洗尿道口及尿管 1 次　　B. 每天擦洗尿道口及尿管 3 次
    C. 每天擦洗尿道口及尿管 2 次　　D. 每天擦洗尿道口及尿管 4 次
    E. 隔天擦洗尿道口及尿管 1 次

A3/A4 型题

许女士,54 岁,绝经 5 年,近 2 个月阴道流水样白带,近 2 周出现阴道间断少量血性排液。妇科检查:宫颈光滑,宫体稍大且软,双侧附件未扪及异常。

26. 该病人可能性最大的疾病诊断是
    A. 子宫内膜增生过度　　　B. 子宫内膜息肉　　　　C. 子宫内膜癌
    D. 子宫颈癌　　　　　　　E. 子宫黏膜下肌瘤

27. 该病人最有确诊价值的方法是
    A. B 超检查　　　　　　　B. 阴道镜检查
    C. 分段诊断性刮宫病理检查　　D. 进行碘试验和阴道镜检查
    E. 阴道后穹隆分泌物涂片检查

李女士,43 岁,近 1 年月经增多,经期延长。妇科检查:子宫体增大如孕 3 个月大小,前壁突出多个结节,质硬,双附件未见异常。

28. 该病人可能的诊断是
    A. 子宫肌瘤　　　　　　　B. 子宫颈癌　　　　　　C. 子宫内膜癌
    D. 月经失调　　　　　　　E. 卵巢肿瘤

29. 该病人首选的检查项目是
    A. 腹部平片　　　　　　　B. 宫腔镜　　　　　　　C. 腹腔镜
    D. B 超　　　　　　　　　E. 血 CA125 测定

（30～32题共用题干）

王女士,43岁,入院诊断为宫颈癌,近日需做广泛性子宫切除和盆腔淋巴结清扫术。

30. 手术前1天的准备内容**不包括**

    A. 阴道冲洗   B. 皮肤准备   C. 灌肠

    D. 导尿   E. 镇静

31. 指导该病人进行会阴坐浴,操作**不正确**的是

    A. 液体量约为1000ml   B. 水温约为40℃   C. 浸泡20～30分钟

    D. 选用药物为4%碳酸氢钠   E. 坐浴前需排空膀胱

32. 该病人术后出院时,护士针对病人的出院指导**不包括**

    A. 术后1个月返院首次随访

    B. 病人出现任何症状均应及时随诊

    C. 出院后应尽快恢复正常工作

    D. 如需化疗应定期复查肝、肾功能

    E. 性生活的恢复根据恢复情况进行具体指导

（郭洪花）

第十五章 妊娠滋养细胞疾病病人的护理

【重点、难点精编】

妊娠滋养细胞疾病是一组来源于胎盘绒毛滋养细胞的疾病,主要包括葡萄胎、侵蚀性葡萄胎和绒毛膜癌。

第一节 葡 萄 胎

葡萄胎是指妊娠后胎盘绒毛滋养细胞异常增生,间质发生水肿,终末端绒毛形成大小不一的水泡,水泡间借绒毛干相连成串,形似葡萄而得名,是一种滋养细胞的良性病变。

一、分 类

完全性葡萄胎和部分性葡萄胎。

二、病 因

尚未完全清楚。可能与饮食中缺乏维生素 A 和动物脂肪者、年龄、种族等有关系。

三、病 理

①滋养细胞增生;②绒毛间质水肿;③间质内血管消失。

四、护 理 评 估

1. 身体状况

(1)症状

1)停经后阴道流血:最常见。

2)妊娠剧吐。

3)腹痛。

(2)体征

1)子宫异常增大。

2)卵巢黄素囊肿:大量人绒毛膜促性腺激素(HCG)刺激卵巢卵泡内膜细胞发生黄素化,形成的囊肿。囊肿多为双侧性,一般无症状,在葡萄胎排空 2~4 个月后自然消失。

3)子痫前期征象。

2. 辅助检查 血 β-HCG 测定、B 超(最主要)。

3. 治疗原则

(1)清宫:一旦确诊应迅速清除宫腔内容物。每次清宫后,应选取靠近宫壁、较小的水泡状组织送病理检查。

(2)黄素化囊肿:一般不需处理。

（3）预防性化疗：仅适合于有高危因素且随访困难的病人。高危因素包括：①年龄大于40 岁；②血 β-HCG 异常增高；③子宫明显大于停经月份；④病理报告滋养细胞高度增生；⑤黄素化囊肿直径 >6cm；⑥无条件随访者。

五、护 理 措 施

1. 治疗配合
（1）清宫前配血备用，建立静脉通道，准备好缩宫素和抢救药品及物品。
（2）术中严密观察病情，监测生命体征，常规使用缩宫素静脉滴注。
（3）术后及时送检标本，遵医嘱使用抗生素。
2. 病情观察   观察腹痛及阴道流血情况。
3. 一般护理   保证充足的睡眠，高营养饮食，注意预防感染。
4. 健康指导   清宫术后禁止性生活和盆浴 1 个月。

六、健 康 指 导

1. 随访指导   定期随访非常重要。在随访时除需做血 β-HCG 测定外，还应注意有无阴道异常流血、咳嗽、咯血及其他转移症状，定时做妇科检查、B 超及胸部 X 线摄片等检查。指导病人出院后每周复查 1 次 β-HCG，直至连续 3 次正常。此后每月复查 1 次持续至少半年。第 2 年起每半年 1 次，共随访 2 年。
2. 避孕指导   应避孕 1 年，推荐避孕套和口服避孕药。不选用宫内节育器。

第二节 妊娠滋养细胞肿瘤

妊娠滋养细胞肿瘤是滋养细胞的恶性病变，包括侵蚀性葡萄胎和绒毛膜癌，多继发于葡萄胎之后。

一、病   理

1. 侵蚀性葡萄胎   镜下可见变性或完好的绒毛结构是其与绒毛膜癌的主要鉴别点。
2. 绒毛膜癌   镜下表现为滋养细胞不形成绒毛或泡状结构，极度不规则增生，并侵入肌层及血管，造成出血坏死。

二、护 理 评 估

1. 身体状况
（1）无转移妊娠滋养细胞肿瘤
1）不规则阴道流血。
2）子宫复旧不全或不均匀增大。
3）卵巢黄素囊肿可持续存在。
4）腹痛。
（2）转移性妊娠滋养细胞肿瘤
1）最常见的转移部位为肺。
2）阴道：可呈现紫蓝色结节。

3）脑转移:为主要致死原因。

2. 辅助检查　血 β-HCG、胸部 X 线摄片、超声检查及 CT 检查等检查。

三、治 疗 原 则

首选化疗,手术为辅助治疗手段。

四、护 理 措 施

1. 化疗病人的护理

(1)化疗前的准备:用药前检查,若白细胞 <4.0×10⁹/L,血小板 <5.0×10⁹/L 不能用药。通常在每个疗程的用药前和用药中各测体重 1 次。准确测量体重的目的,是为了正确计算和调整化学药物的剂量。

(2)用药护理

1）做好自我防护。

2）根据医嘱严格三查七对:①正确溶解和稀释药物,并做到现配现用,一般常温下不超过 1 小时。②需要避光的药物,使用过程中要用避光罩或黑布包好。

3）合理使用静脉血管,并注意保护。

4）按医嘱调节速度。

2. 药物毒副作用的护理

(1)造血功能障碍(骨髓抑制):遵医嘱监测血常规。①若白细胞 <3.0×10⁹/L 需报告医生,考虑停药。②白细胞 <1.0×10⁹/L,应行保护性隔离。

(2)口腔护理:①保持口腔清洁,使用软毛牙刷。饮食宜清淡、质软。②发生口腔溃疡者,选用抗生素和维生素 B₁₂液混合涂于溃疡面。③溃疡疼痛难以进食,可于餐前 15 分钟给予丁卡因溶液涂敷溃疡面;餐后漱口,并用亚甲蓝、锡类散等局部涂抹。

(3)止吐护理:①饮食清淡,少量多餐;②化疗前后给予镇吐剂,合理安排用药时间;③呕吐严重者应静脉输液。

3. 手术治疗病人的护理　按妇科手术术前、术后护理常规实施护理。

4. 对症护理-转移灶护理

(1)肺转移病人的护理

1）卧床休息。

2）按医嘱给予镇静剂及化疗药物。

3）大量咯血病人,立即取头低患侧卧位。轻拍背部,排出积血,协助医生进行抢救。

(2)阴道转移病人的护理

1）嘱病人尽量卧床休息,禁止做不必要的检查包括阴道窥器检查。

2）配血备用,准备好各种抢救器械和物品。

3）如发生转移病灶破溃出血时,应遵医嘱输血输液,配合医生用长纱条填塞阴道压迫止血。填塞的纱条必须在 24~48 小时内取出。严密监测阴道出血情况及生命体征的变化,同时观察有无感染及休克。

(3)脑转移病人的护理

1）卧床休息,专人护理。

2)注意观察颅内高压的症状,记录出入量。

3)采取必要的护理措施预防跌倒、咬伤、吸入性肺炎、角膜炎及压疮等情况。

4)做好检查配合。

5)昏迷或抽搐者,按相应的护理常规实施护理。

5. 观察病情

(1)严密观察腹痛及阴道流血情况。

(2)动态观察并记录血 β-HCG 的变化情况,认真观察转移灶症状。

(3)应用化疗药期间的观察 注意有无骨髓抑制表现;注意体温的变化,重视有无继发感染;观察有无上腹疼痛、恶心、腹泻等现象;观察有无肝肾功能损害的表现;监测病人有无神经系统不良反应。

6. 一般护理 密切监测体温,定时复查血常规和血小板;防止感染;病室及病人用物应定期消毒;严格控制探视。

7. 健康指导

(1)鼓励病人进高蛋白、高维生素、易消化饮食,少量多餐。

(2)告知病人化疗药物可能发生的毒副作用及症状,教会病人化疗时的自我保护技能。

(3)告知病人,应尽量避免去公共场所,注意预防呼吸道感染。

(4)出现转移灶症状时应卧床休息,待症状缓解后再适当活动。

(5)注意休息,减少消耗。

(6)治疗结束后应严密随访。第 1 次随访在出院后第 3 个月,以后每 6 个月随访 1 次,持续至 3 年,后改为每年 1 次直至 5 年,此后可每 2 年 1 次。随访内容同葡萄胎。于化疗停止≥12 个月方可妊娠。

【自测题】

A1 型题

1. 在下列症状和体征中,属于葡萄胎护理评估内容的是
   A. 蛋白尿 　　　　　　　　B. 子宫比正常妊娠月份小 　C. 停经后阴道流血
   D. 白带增多 　　　　　　　E. 卵巢巧克力囊肿

2. 葡萄胎随访期间最好的避孕方法是
   A. 避孕药 　　　　　　　　B. 宫内节育器 　　　　　　C. 安全期
   D. 避孕套 　　　　　　　　E. 绝育术

3. 葡萄胎病人刮宫前,应准备好静脉通路并配血,其理由是
   A. 医师建议 　　　　　　　B. 刮宫中要给药 　　　　　C. 刮宫前需要输血
   D. 病人要求 　　　　　　　E. 防止刮宫时大出血造成休克

4. 葡萄胎确诊后首选的处理方法是
   A. 化疗 　　　　　　　　　B. 清宫 　　　　　　　　　C. 抗生素控制感染
   D. 止血 　　　　　　　　　E. 放疗

5. 葡萄胎行清宫术时,下列处理**错误**的是
   A. 一旦确诊后应及时清宫 　B. 一般采用吸宫术
   C. 吸宫时应选择小号吸管 　D. 子宫缩小后可慎重刮宫

E. 刮出物送组织学检查

6. 葡萄胎病人治愈后的随访时间为
    A. 3 个月　　　　　　　B. 6 个月　　　　　C. 1 年
    D. 2 年　　　　　　　　E. 5 年

7. 随访葡萄胎病人时必须进行的常用检查方法是
    A. 阴道脱落细胞涂片检查　　B. 测尿中的 HCG 值
    C. B 型超声检查有无胎囊　　D. 多普勒超声检查听取胎心
    E. CT 检查脑转移情况

8. 关于葡萄胎的叙述，**错误**的是
    A. 肉眼呈葡萄状　　　　　　B. 绒毛间质血管丰富
    C. 滋养层细胞不同程度增生　D. 不易转移
    E. 分为部分及完全性葡萄胎

9. 诊断葡萄胎最有价值的是
    A. 停经及不规则阴道流血
    B. 子宫异常增大，大于妊娠周数
    C. 妇科检查于附件区触到囊性肿物
    D. 尿中 HCG 呈高值
    E. B 超示宫腔内弥漫分布的光点及囊状无回声区

10. 关于妊娠滋养细胞肿瘤，下列正确的是
    A. 侵蚀性葡萄胎可发生在流产后
    B. 绒毛膜癌可发生在葡萄胎之后
    C. 前次妊娠为异位妊娠，不发生绒毛膜癌
    D. 绒毛膜癌最早出现的是脑转移
    E. 侵蚀性葡萄胎恶性程度更高

11. 侵蚀性葡萄胎可以发生在
    A. 葡萄胎后　　　　　　B. 异位妊娠后　　　C. 引产后
    D. 足月产后　　　　　　E. 流产后

12. 侵蚀性葡萄胎多在葡萄胎几个月内发生
    A. 3 个月　　　　　　　B. 6 个月　　　　　C. 8 个月
    D. 10 个月　　　　　　E. 12 个月

13. 侵蚀性葡萄胎与绒毛膜癌最主要的区别点是
    A. 子宫大小程度的不同　　B. 距葡萄胎排空后的时间长短
    C. 尿中 HCG 值的高低　　D. 活组织检查镜下见有无绒毛结构
    E. 有无转移病灶

14. 滋养细胞肿瘤最常见转移病灶是
    A. 脑　　　　　　　　　B. 肾　　　　　　　C. 肺
    D. 肝　　　　　　　　　E. 脾

15. 滋养细胞肿瘤病人的处理原则为
    A. 放疗　　　　　　　　B. 放射性核素治疗　C. 子宫切除

D. 以化疗为主　　　　　　　E. 子宫及附件切除

16. 滋养细胞肿瘤病人发生阴道转移时的主要体征为
    A. 阴道黏膜充血水肿　　　B. 阴道黏膜散在出血点　　C. 阴道黏膜溃疡
    D. 阴道黏膜增生　　　　　E. 阴道黏膜紫蓝色结节

17. 滋养细胞肿瘤治愈,随访观察年限为
    A. 1 年　　　　　　　　　B. 2 年　　　　　　　　　C. 3 年
    D. 4 年　　　　　　　　　E. 5 年

18. 化疗前需要准确测量病人体重的理由是
    A. 精确计算输入量　　　　B. 精确计算药物量
    C. 精确计算病人饮食需要量　　D. 精确计算补液量
    E. 确定化疗的疗效

19. 化疗病人,考虑停药的白细胞计数为
    A. $1.0 \times 10^9/L$　　　　B. $2.0 \times 10^9/L$　　　　C. $3.0 \times 10^9/L$
    D. $4.0 \times 10^9/L$　　　　E. $5.0 \times 10^9/L$

20. 化疗时白细胞计数低于多少时,需要进行保护性隔离
    A. $1.0 \times 10^9/L$　　　　B. $2.0 \times 10^9/L$　　　　C. $3.0 \times 10^9/L$
    D. $4.0 \times 10^9/L$　　　　E. $5.0 \times 10^9/L$

A2 型题

21. 左女士,葡萄胎刮宫术后 4 个月,血 HCG 明显高于正常,胸部 X 线片显示片状阴影。最可能的诊断是
    A. 再次葡萄胎　　　　　　B. 绒毛膜癌　　　　　　C. 侵蚀性葡萄胎
    D. 异位妊娠　　　　　　　E. 结核

22. 谢女士,20 岁,停经 12 周,阴道不规则流血 10 余天,量不多,暗红色,血中伴有小水泡物。妇科检查:血压 150/90mmHg,子宫前倾,如孕 4 个月大,两侧附件可触到鹅卵大、囊性、活动良好,表面光滑的肿物。本病例最可能的诊断是
    A. 双胎妊娠　　　　　　　B. 葡萄胎
    C. 妊娠合并卵巢囊肿　　　D. 先兆流产
    E. 妊娠合并子宫肌瘤

23. 李女士,全宫切除病人,在手术切除标本的病理检查中,发现子宫肌层及输卵管中有滋养细胞,并呈显著增生呈团块状;细胞大小、形态均不一致;有出血及坏死;但绒毛结构完整。最可能的诊断为
    A. 葡萄胎　　　　　　　　B. 侵蚀性葡萄胎　　　C. 绒毛膜癌
    D. 输卵管癌　　　　　　　E. 子宫内膜癌

A3／A4 型题

(24~25 题共用题干)

王女士,20 岁,停经 9 周,阴道不规则流血 2 周。检查见子宫如孕 4 个月大,B 型超声检查见宫腔内充满弥漫分布的光点和小囊样无回声区图像。

24. 最可能的诊断是
    A. 羊水过多
    B. 先兆流产
    C. 双胎妊娠
    D. 葡萄胎
    E. 前置胎盘

25. 如需确诊,首选的辅助检查是
    A. 血 HCG
    B. 组织学检查
    C. X 线检查
    D. 分段诊刮
    E. B 型超声

(26~27 题共用题干)

徐女士,22 岁,阴道流血 1 个月,咳嗽、咯血 1 日。半年前足月顺产一男婴。妇科检查:阴道壁见 2cm×1cm×1cm 紫蓝色结节,宫颈光滑,宫体如孕 50 日大小,质软、活动,附件区未触及包块。胸片示多个低密度圆形阴影,血 β-HCG:1000U/L。

26. 本例最可能的诊断是
    A. 妊娠滋养细胞肿瘤
    B. 子宫内膜癌
    C. 肺癌
    D. 葡萄胎
    E. 阴道癌

27. 本例**不需要**的处理是
    A. 化疗
    B. CT 检查
    C. B 型超声检查
    D. 阴道病灶活检
    E. 血 β-HCG

(28~30 题共用题干)

向女士,43 岁,3 个月前曾因葡萄胎行清宫术,随访 HCG 持续阳性。

28. 目前最可能的诊断是
    A. 侵蚀性葡萄胎
    B. 持续性葡萄胎
    C. 黄素化囊肿
    D. 妊娠
    E. 葡萄胎残留

29. 为鉴别诊断,目前最适宜的辅助检查是
    A. 血 HCG
    B. 组织学检查
    C. 分段诊刮
    D. 子宫输卵管碘油造影
    E. B 型超声

30. 目前最适宜的处理方法是
    A. 继续随访观察
    B. 手术治疗
    C. 联合化疗
    D. 切除子宫
    E. 预防性化疗

（秦　媚）

第十六章　女性生殖内分泌疾病病人的护理

【重点、难点精编】

第一节　功能失调性子宫出血

一、概　述

功能失调性子宫出血简称"功血"，为妇科常见病，是由于调节生殖的神经内分泌机制失常引起的异常子宫出血，而全身及内外生殖器官无明显的器质性病变，常表现为月经周期长短不一、经期延长、经量过多或不规则阴道流血。功血分为有排卵性和无排卵性两类。

二、有排卵型功血和无排卵型功血的比较

1. 概述

功血类型	无排卵型功血	有排卵型功血	
		黄体功能不足	子宫内膜不规则脱落
好发年龄	青春期及围绝经期	生育年龄	生育年龄
病因	下丘脑-垂体-卵巢轴功能不稳定、不健全（青春期），月经中期不能形成 FSH、LH 高峰，无排卵	早期 FSH 相对不足——卵泡发育欠佳，黄体期 LH 不足——黄体发育不良-孕激素水平下降	有充足的 FSH，主要是 LH 持久分泌-黄体萎缩不完全，孕激素持续存在
病理	雌激素作用于子宫内膜，增生性改变—呈腺囊型增生或腺瘤型增生	孕激素水平低，子宫内膜分泌反应不足	孕激素量正常-子宫内膜反应正常。孕激素持续到月经第 5 ~ 6 天，增生期与分泌期子宫内膜并存
症状	月经周期紊乱，经期长短不一，经血量时多时少，甚至大量出血。持续 2 ~ 3 周甚至更长时间；不伴有下腹疼痛或其他不适	月经周期缩短，月经频发，卵泡期正常或延长，但黄体期短，不易受孕或早期流产	周期正常，经期延长，达 9 ~ 10 天
基础体温	单相型,提示无排卵	双相型,但排卵后体温上升缓慢,上升幅度偏低,高相期仅维持 9 ~ 10 日即下降	双相型,但下降缓慢,提示子宫内膜不规则脱落
宫颈黏液结晶	经前检查宫颈黏液仍出现羊齿植物叶状结晶	经前检查宫颈黏液为椭圆体结晶	
体征	出血时间长者常呈贫血貌。妇科检查子宫大小在正常范围,出血时子宫较软		

续表

功血类型	无排卵型功血	有排卵型功血	
		黄体功能不足	子宫内膜不规则脱落
适宜诊刮时间	经前期或月经来潮6小时内	经前	月经第5~6天
治疗原则	青春期及育龄期以止血、调整周期、促使卵巢排卵为主;围绝经期以止血后调整周期、减少经量、防止子宫内膜病变	止血、调整周期、促排卵	
		刺激黄体功能及黄体功能替代	调节下丘脑-垂体-卵巢轴的反馈功能,使黄体及时萎缩

2. 辅助检查

(1)诊断性刮宫:简称诊刮。其目的是止血和明确子宫内膜病理诊断并确定有无排卵;不规则出血者随时诊刮。

(2)其他检查:宫腔镜检查、B超检查、基础体温测定、激素测定、宫颈黏液及阴道脱落细胞涂片检查。

3. 治疗原则

(1)支持疗法:加强营养,保证休息,预防感染,纠正贫血。

(2)药物治疗:①止血常用药物有雌激素、孕激素、雄激素及其他止血药如卡巴克洛(安络血)、酚磺乙胺(止血敏)。②调整月经周期:雌、孕激素序贯法,即人工周期,适用于青春期功血或育龄期功血内源性雌激素水平较低者。③促排卵治疗可从根本上防止功能失调性子宫出血复发。

(3)手术治疗:如刮宫术、子宫内膜切除、子宫切除术。

三、护 理 措 施

1. 维持正常血容量 观察并记录病人的生命体征及阴道流血情况。发现阴道流血量过多有休克征兆时立即报告医生;准确估计出血量;遵医嘱输液或输血,并保持输液管通畅;配合医生止血,如刮宫术。

2. 预防感染

(1)做好会阴护理,保持外阴局部清洁,勤换会阴垫和内裤,减少感染机会。

(2)观察感染相关的症状体征,如体温、分泌物性状、白细胞计数和分类等,如有异常及时报告医生。

(3)出血期间禁止盆浴及性生活。

(4)流血时间较长的遵医嘱使用抗生素预防感染。

3. 遵医嘱合理使用性激素 嘱病人根据医嘱按时按量服用性激素,不得随意停服或漏服。运用性激素一般治疗6~8小时内可止血,注意观察性激素的不良反应。在使用性激素治疗期间,若出现不规则阴道出血,应及时就诊。

4. 一般护理

(1)卧床休息,出血多时要病人卧床休息,避免晕厥或休克。

(2)加强营养,注意补充铁剂、维生素C和蛋白质,向病人推荐含铁丰富的食物如猪肝、豆类、蛋黄、红枣、黑木耳等。

第二节 闭 经

一、概 述

闭经是妇科疾病中常见症状,表现为无月经或月经停止。根据闭经发生的时间将闭经分为原发性和继发性两类。

1. **原发性闭经** 系指年满 16 岁,第二性征已发育,或年龄超过 14 岁,第二性征尚未发育,且无月经来潮者。

2. **继发性闭经** 指以往曾建立正常月经,但以后因某种病理性原因而月经停止 6 个月以上者或按自身原有的月经周期计算停止 3 个周期以上者。较多见。

二、病因和分类

1. **下丘脑性闭经** 最常见。其常见原因有:特发性因素、精神性因素、体重下降和营养不良、剧烈运动、闭经泌乳综合征及颅咽管瘤等。

2. **垂体性闭经** 如垂体肿瘤、腺垂体功能减退(希恩综合征)、垂体梗死、原发性垂体促性腺功能低下。

3. **卵巢性闭经** 卵巢性激素水平低落,子宫内膜不发生周期性变化而导致闭经。

4. **子宫性闭经** 闭经的原因在子宫。子宫内膜受到破坏或对卵巢激素不能产生正常反应而引起闭经。

三、护 理 评 估

1. **身体状况**

(1)症状:年满 16 岁仍无月经来潮;以往曾建立正常月经,但以后月经停止 6 个月以上。

(2)体征:体重下降引起的闭经往往伴营养、发育不良。妇科检查:可发现生殖器官发育异常;卵巢性闭经及垂体性闭经可有性腺、性器官及第二性征发育不良或异常;闭经泌乳综合征有乳腺泌乳;多囊卵巢综合征者有多毛、肥胖。

2. **辅助检查** 子宫功能检查、卵巢功能检查、垂体功能检查及染色体检查。

3. **治疗原则** 纠正全身健康情况,进行心理治疗;治疗诱发闭经的原发病;因某种疾病因素引起的下丘脑-垂体-卵巢轴功能紊乱者,可用性激素替代治疗;必要时手术治疗。

四、护 理 措 施

1. **精神及心理护理** 解除病人担心疾病及其影响的心理压力。

2. **指导合理用药** 说明性激素的作用、不良反应、剂量、具体用药方法及时间等问题。

3. 讲清检查的目的及注意事项,取得病人配合。

第三节　痛　　经

一、概　　述

痛经是指凡在行经前后或月经期出现下腹疼痛、坠胀、腰酸或其他不适,影响生活和工作质量者。痛经分为原发性和继发性两类,前者指生殖器官无器质性病变的痛经,后者指由于盆腔器质性疾病如子宫内膜异位症、盆腔炎或宫颈狭窄等引起的痛经。

二、病　　因

1. **子宫收缩异常**　子宫收缩不协调造成子宫血流减少,缺血引起痛经。

2. **前列腺素合成和释放异常**　原发性痛经与月经时子宫内膜合成和释放前列腺素增加有关。故无排卵性功血病人一般不发生痛经。

3. **血管紧张素和缩宫素的作用**　经期血管紧张素增高可使子宫过度收缩和缺血。

4. 恐惧、焦虑、精神过度紧张、寒冷刺激、经期剧烈活动等均可引起痛经。

三、护 理 评 估

1. **身体状况**

(1)症状:下腹痛是主要症状,呈阵发性、痉挛性疼痛。最早出现在经前12小时,行经第1日疼痛最剧,持续2~3天缓解。严重时面色发白、出冷汗。原发性痛经常见于青少年,多在初潮后1~2年内发病。

(2)体征:妇科检查多无异常发现。

2. **辅助检查**

(1)超声检查:为排除盆腔病变。

(2)其他检查:宫腔镜、腹腔镜检查。其中腹腔镜检查是最有价值的辅助诊断方法。

3. **治疗原则**

(1)重视心理治疗:避免精神刺激或过度疲乏。

(2)对症治疗:可使用镇痛、镇静、解痉药。

(3)病因治疗:口服避孕药抑制子宫内膜生长,减少子宫内膜前列腺素含量,也可用前列腺素合成酶抑制剂以减少前列腺素的释放,达到减轻疼痛的目的,还可配合中医中药治疗。

四、护 理 措 施

1. **遵医嘱对症用药**　常用药物有前列腺素合成酶抑制剂、解痉药、镇痛药、中药,也可针灸止痛,要求避孕的痛经妇女可选用口服避孕药。

2. **一般护理**　卧床休息,防寒保暖,疼痛明显时局部热敷或按摩下腹部,喝热汤或热水等,为病人提供有关经期生理卫生知识,消除其紧张情绪。

3. 鼓励病人积极锻炼身体,保持健康身体;改善不良生活习惯。

第四节　围绝经期综合征

一、概　　述

围绝经期是指妇女绝经前后的一段时期,从接近绝经、出现与绝经有关的内分泌学、生物学和临床特征起至最后一次月经后 1 年内的期间,即绝经过渡期至绝经后 1 年。绝经指月经完全停止 1 年以上。绝经提示卵巢功能衰退,雌激素水平下降,使下丘脑-垂体-卵巢轴之间平衡失调,从而引发一系列自主神经功能失调的症状。多发生在 45 ~ 55 岁。

二、护 理 评 估

1. 身体状况

(1)症状

1)月经改变:主要症状为月经紊乱、闭经。表现月经频发、月经稀发、不规则子宫出血和闭经。

2)血管舒缩症状:最常见的典型症状是不能自控的阵发性潮热、出汗,病人反复出现短暂的面部和颈部阵阵潮红,伴有烘热,继之出汗;时间短者持续数秒,长则数分钟。

3)精神、神经症状:情绪烦躁、易激动、失眠或抑郁、健忘、焦虑不安、多疑等症状。

4)自主神经失调症状:常出现心悸、眩晕、头痛、失眠、耳鸣等症状。

5)其他:泌尿生殖道萎缩易合并感染;绝经后妇女冠心病发生率高;由于雌激素水平降低,引起骨质疏松,此时易发生骨折。

(2)体征:进行全身状况的检查,包括精神状态、贫血程度、出血倾向、高血压程度等。妇科检查发现外阴萎缩,大小阴唇变薄,皱襞减少,阴道萎缩,宫颈、子宫及卵巢萎缩。

2. 辅助检查　血、尿、便常规检查,一般无特殊,根据围绝经期所表现的体征可行 X 线、心电图、阴道脱落细胞、腹腔镜检查;血、尿雌激素水平测定;宫颈刮片进行防癌涂片检查;B 超、分段诊断性刮宫以除外器质性病变。

3. 治疗原则　可用镇静剂改善睡眠;谷维素调节自主神经功能,预防骨质疏松;激素替代治疗适用于因性激素缺乏而出现或将要出现健康问题的妇女。

三、护 理 措 施

1. 用药护理　帮助病人了解用药目的、药物剂量、适应证、禁忌证、用药时可能出现的不良反应等,督促长期使用性激素者接受定期随访。

2. 一般护理　合理饮食,进食低脂、低盐、高蛋白、高维生素、高钙、高铁的饮食,鼓励多晒太阳。避免烟酒,少喝浓茶、咖啡等。

3. 提供心理护理　使病人理解围绝经期是一个正常的心理阶段,注意病人家属健康教育,使其理解并支持病人。

4. 协助医生做好术前、术后的护理　对围绝经期异常阴道出血的妇女,应取子宫内膜活检以排除恶性病变。

【自测题】

A1 型题

1. 关于功血,描述**错误的**是
   A. 调节生殖的神经内分泌机制失常引起的子宫出血
   B. 全身及生殖器官无器质性病变
   C. 如不及时治疗极易恶变为子宫内膜癌
   D. 分为无排卵型和排卵型功血两类
   E. 可发生于月经初潮至绝经前的任何年龄

2. 无排卵型功血常见于
   A. 产后　　　　　　　　B. 不育病人　　　　　　C. 流产后
   D. 青春期及更年期　　　E. 孕龄期

3. 关于功能失调性子宫出血的病因**不正确**的是
   A. 精神紧张　　　　　　B. 严重贫血　　　　　　C. 过度劳累
   D. 子宫肌瘤　　　　　　E. 环境、气候骤变

4. 诊断无排卵型功血最简单易行的方法是
   A. 诊断性刮宫　　　　　B. 基础体温测定　　　　C. 宫腔镜检查
   D. 宫颈黏液结晶检查　　E. 激素测定

5. 关于青春期无排卵型功血的治疗原则为
   A. 止血、调整周期、促排卵　　B. 刮宫　　　　　　C. 止血、调整周期
   D. 调整周期、减少经量　　　　E. 止血、防止子宫内膜病变

6. 无排卵性功能失调性子宫出血最常见的症状是
   A. 腹痛　　　　　　　　B. 痛经　　　　　　　　C. 贫血
   D. 不规则子宫出血　　　E. 月经周期紊乱

7. 关于无排卵性功能失调性子宫出血的特点叙述**错误**的是
   A. 经期长短不一　　　　　B. 多见于育龄期妇女
   C. 出血多者可出现贫血　　D. 出血量时多时少
   E. 月经周期紊乱

8. 关于功血病人的护理措施**不正确**的是
   A. 保持外阴卫生
   B. 多食高蛋白、高维生素及含铁量高的食物
   C. 盆浴
   D. 禁止性生活
   E. 禁止使用未消毒器械做阴道检查

9. 原发性痛经的病因主要见于
   A. 子宫自主神经敏感性增加
   B. 雌激素水平异常
   C. 经期子宫内膜前列腺素过度合成
   D. 子宫内膜组织缺氧
   E. 子宫内膜异位

10. 女性围绝经期最早出现的变化是

    A. 子宫功能衰退   B. 卵巢功能衰退   C. 垂体功能衰退

    D. 肾上腺功能衰退   E. 下丘脑功能衰退

11. 关于围绝经期病人的护理措施下列说法**错误**的是

    A. 指导病人合理用药

    B. 多食富含钙的食物

    C. 通过心理护理使病人认识到围绝经期是一个正常的生理阶段

    D. 减少户外活动以预防骨折

    E. 有异常阴道出血者应取子宫内膜活检排除恶变

12. 有关原发性痛经，**错误**的说法是

    A. 多见于未婚或未孕妇女   B. 月经来潮前数小时即出现

    C. 生殖器官多有器质性病变   D. 常发生在月经初潮后 6~12 个月

    E. 伴面色苍白出冷汗

A2 型题

13. 王女士,18 岁,初潮年龄为 13 岁,最近半年因临近高考学习压力大,而出现月经周期不规则,2~3 个月来潮一次,每次经期持续 10 余天,量多,无痛经。应考虑为

    A. 黄体功能不足   B. 子宫内膜不规则脱落   C. 无排卵性功血

    D. 排卵性月经失调   E. 月经过多

14. 李女士,45 岁,近半年来阴道不规则流血。妇科检查:子宫不大。首先考虑

    A. 子宫黏膜下肌瘤   B. 子宫内膜炎   C. 有排卵性功血

    D. 无排卵性功血   E. 阴道炎

15. 张女士,32 岁,平素月经规律,婚后 3 年不孕,有正常性生活,基础体温测定显示,连续 3 个月每日清晨测得体温呈一规则水平线。说明

    A. 卵巢无排卵   B. 卵巢有排卵   C. 卵巢发育不良

    D. 黄体功能不全   E. 黄体萎缩不全

16. 何女士,25 岁,月经周期正常,经期延长。下列测定结果可提示其有排卵的是

    A. 阴道脱落细胞涂片可见大量角化

    B. 宫颈黏液呈现羊齿状结晶

    C. 基础体温呈双相型

    D. 增生期子宫内膜

    E. 体内雌激素水平含量高

17. 徐女士,35 岁,诊断为子宫内膜不规则脱落,经期第 5 天诊刮,子宫内膜表现为

    A. 增生期子宫内膜

    B. 分泌期子宫内膜

    C. 增生与分泌期子宫内膜同时存在

    D. 子宫内膜增生过长

    E. 萎缩型子宫内膜

18. 李女士,28 岁,结婚 3 年未孕,月经周期 23 天,经期正常,经血量多,测基础体温曲

线高温相为 7 天。该病人初步考虑为

    A. 黄体功能不全

    B. 子宫内膜不规则脱落

    C. 无排卵型功能失调性子宫出血

    D. 属正常月经周期

    E. 排卵型月经过多

19. 王女士,48 岁。因停经 3 个月,现阴道多量流血入院。血常规示 RBC 1.2×10^{12}/L, Hb 60g/L。该病人目前首要的处理措施是

    A. 子宫切除

    B. 补充血容量,分段诊断性刮宫

    C. 止血、调整月经周期,促进排卵

    D. 化疗

    E. 放疗

20. 张女士,51 岁,针对该病人应用雌激素进行治疗的情况**不包括**

    A. 潮热、出汗   B. 原因不明的子宫出血

    C. 老年性阴道炎   D. 骨质疏松

    E. 预防存在高危因素的心血管疾病

21. 田女士,35 岁,继发性闭经,停经 2 年,孕激素试验阴性,继以雌激素试验,结果仍是阴性。提示该病人闭经的原因可能是

    A. 下丘脑性闭经   B. 子宫性闭经

    C. 卵巢性闭经   D. 垂体性闭经

    E. 其他内分泌功能异常所引起的闭经

22. 王女士,17 岁,因继发性闭经拟测卵巢功能,下列**无关**的检查是

    A. 宫颈黏液结晶检查   B. 基础体温测定

    C. 子宫输卵管碘油造影   D. 阴道脱落细胞检查

    E. B 超检查测排卵

A3/A4 型题

(23 ~ 25 题共用题干)

张女士,17 岁,月经周期 2 ~ 3 个月,经期 8 ~ 15 天,量多,贫血貌,基础体温呈单相型,妇科检查无内外生殖器官质性疾病。

23. 该病人最有可能的诊断为

    A. 黄体功能不足

    B. 子宫内膜不规则脱落

    C. 无排卵性功能失调性子宫出血

    D. 子宫内膜增生过长

    E. 子宫内膜萎缩

24. 该病人目前最好的处理措施是

    A. 子宫切除   B. 诊断性刮宫

C. 雌-孕激素序贯疗法　　　　D. 大剂量孕激素

E. 静脉用止血药

25. 针对该病人的健康指导**不妥**的是

　　A. 多卧床休息

　　B. 进食高蛋白、高维生素、含铁多的食物

　　C. 勤换内裤,保持外阴清洁干燥

　　D. 严格遵医嘱用药,不得擅自停药

　　E. 用药期间出现的阴道流血是正常现象,无需特殊处理

(26~29 题共用题干)

周女士,35 岁,继发不孕,自然流产 2 次,月经规律(4~6 天/20~22 天),经量正常,无痛经,妇科检查未见异常。

26. 作为分诊护士,首先判断该病人有可能为

　　A. 无排卵型功血　　　　　　B. 黄体功能不足

　　C. 子宫内膜不规则脱落　　　D. 子宫内膜炎

　　E. 子宫内膜萎缩

27. 根据病人的情况可首先做下列检查协助诊断

　　A. 宫颈黏液检查　　　　　　B. 血 LH、FSH 测定

　　C. 基础体温测定　　　　　　D. 腹腔镜检查

　　E. B 超检查

28. 为明确诊断实行诊刮的最佳时间为

　　A. 经前或月经来潮 6 小时内　B. 月经期第 5~6 天

　　C. 月经干净后 5~6 天　　　　D. 月经干净后 3~7 天

　　E. 月经前 3~7 天

29. 该病人行诊刮后子宫内膜病理检查表现为分泌不良,对其应采取的处理措施**不包括**

　　A. 止血、调整月经周期　　　B. 促进卵泡发育

　　C. 促进黄体萎缩　　　　　　D. 提供心理支持

　　E. 进食高蛋白、高维生素及含铁多的食物

(高丽玲)

第十七章　妇科其他疾病病人的护理

【重点、难点精编】

第一节　子宫内膜异位症病人的护理

子宫内膜异位症是指具有生长能力的子宫内膜组织出现在子宫腔被覆内膜及宫体肌层以外的其他部位者。最常侵犯卵巢,形成巧克力囊肿。

一、护 理 评 估

1. **症状**　最典型症状为继发性和渐进性加重的痛经,其次月经失调,不孕。脐部、腹壁切口或会阴部伤口瘢痕处内异症。咯血、便血、血尿。当卵巢内膜异位囊肿破裂时,出现突发性剧烈腹痛,伴恶心、呕吐和肛门坠胀。

2. **体格检查**　妇科检查子宫后倾固定,正常大或略增大并有压痛。附件区可触及囊性包块。子宫后壁、宫骶韧带或直肠子宫陷凹有触痛结节。腹壁瘢痕、会阴侧切处、阴道、宫颈等部位的内异症见紫蓝色或暗红色小结节。

3. **辅助检查**

(1)B 型超声检查:卵巢内膜异位囊肿壁较厚,且粗糙不平,与周围组织粘连。

(2)CA125 值测定:轻度升高(一般 <100IU/ml)。

(3)抗子宫内膜抗体测定:内异症者 60% 以上为阳性。

(4)腹腔镜检查:是目前诊断子宫内膜异位症的金标准,也是治疗本病常用的手段。

(5)病理检查:位于体表的病灶取活检有助于诊断。

二、护 理 措 施

1. **治疗配合**

(1)随访观察:仅适用于轻度内异症者。

(2)药物治疗:适用于慢性盆腔痛、痛经、暂无生育要求者。主要采用性激素疗法。

(3)手术治疗:适用于:①药物治疗后症状不缓解、迫切希望生育者;②卵巢内膜异位囊肿直径 >5cm;③疑有子宫内膜异位囊肿恶变者。

(4)不孕的治疗:手术后适当促排卵治疗或采用辅助生育技术尽早妊娠。

2. **健康指导**

(1)适龄婚育。

(2)防止经血逆流。

(3)药物避孕。

(4)防止子宫内膜种植。

第二节 子宫脱垂病人的护理

一、概   述

子宫脱垂是指子宫从正常位置沿阴道下降,宫颈外口达坐骨棘水平以下,甚至子宫全部脱出于阴道口以外。常合并阴道前、后壁膨出。

1. 病因

(1)分娩损伤:是最主要的病因。

(2)产褥期早期体力劳动。

(3)长期腹压增加。

(4)盆底组织薄弱。

2. 临床分度

Ⅰ度:轻型,宫颈外口距离处女膜缘小于4cm,未达处女膜缘;重型,宫颈外口已达处女膜缘,阴道口可见宫颈。

Ⅱ度:轻型,宫颈脱出阴道口,但宫体仍在阴道内;重型,宫颈及部分宫体已脱阴道口。

Ⅲ度:宫颈及宫体全部脱出至阴道口外。

二、护 理 评 估

1. 症状   下腹及腰骶部酸痛,劳动后更重,休息后缓解。阴道有肿物脱出,肿物与衣裤摩擦可有溃疡、出血、感染,分泌物增多,甚至出血,日久局部组织增厚角化。常伴有膀胱膨出、直肠膨出。

2. 体征   病人增加腹压时见子宫脱出,并伴有膀胱、直肠膨出。长期摩擦可见宫颈及阴道壁溃疡、出血或脓性分泌物。

3. 妇科检查   评估子宫脱垂的程度,宫颈、阴道壁有无溃疡、出血及感染等,有无阴道前后壁膨出,是否存在张力性尿失禁。

三、治 疗 原 则

1. 支持治疗

2. 子宫托治疗   是普遍采用的非手术方法,适用于各度子宫脱垂及阴道前后壁膨出者。

3. 手术治疗   凡非手术治疗无效或Ⅱ、Ⅲ度子宫脱垂者采用手术治疗。

四、护 理 措 施

1. 治疗配合

(1)一般护理:加强营养,卧床休息。积极治疗慢性咳嗽、便秘、盆腹腔肿瘤等疾病。加强盆底锻炼,教会病人收缩肛门运动,每天3次,每次10～15分钟,还可口服中药补中益气汤加强疗效。

(2)教会病人子宫托的放取方法,使用子宫托时注意:①绝经后妇女涂阴道雌激素霜剂;

②早放晚取;③月经期和妊娠期停止使用;④定期到医院检查。

(3)术前准备:术前5天开始进行阴道准备。外阴坐浴或阴道冲洗。

(4)术后护理:术后卧床休息7~10天,留置尿管10~14天,按照一般外阴、阴道手术病人护理。应用抗生素预防感染。

(5)出院指导:避免重体力劳动,禁止盆浴及性生活,及时复查。

2. 健康指导　正确处理产程,提高助产技术,避免产程延长。避免产褥期重体力劳动,产后积极进行盆底肌肉康复锻炼。积极治疗慢性咳嗽、便秘和盆腔肿块等疾病。

第三节　不孕症及辅助生殖技术

一、概　　述

不孕症是指生育年龄的妇女,婚后有正常性生活、未采取避孕措施同居两年以上而未曾妊娠者。分为原发性不孕和继发性不孕。

主要病因包括:

1. 女方不孕因素

(1)输卵管因素:是最常见的因素。

(2)卵巢因素:卵巢排卵障碍是最严重原因。

(3)子宫因素。

(4)宫颈因素。

(5)阴道因素。

2. 男方不孕因素　包括精子生成障碍和精子运送受阻。

3. 免疫因素　自身免疫、同种免疫、体液免疫均可导致不孕。

4. 男女双方因素和不明原因的不孕

二、护　理　评　估

1. 健康史　了解男女双方可能与不孕有关的慢性疾病、性生活情况、烟酒嗜好、工作环境等,是否患过结核、性病等。

2. 身体状况　夫妇双方进行全身检查,注意第二性征及内、外生殖器官有无畸形或病变。

3. 辅助检查

(1)男方检查:精液测定是检查重点。

(2)女方特殊检查

1)卵巢功能检查。

2)激素测定。

3)输卵管通畅试验。

4)性交后试验。

5)宫颈黏液、精液相合试验。

6)宫腔镜检查。

7）腹腔镜检查。

8）免疫学检查。

9）染色体分析。

三、护 理 措 施

1. 一般护理

（1）介绍生育知识,指导病人选择最佳受孕时机,指导性生活,提高受孕概率。

（2）加强营养,增强体质,积极治疗全身性疾病,改变不良生活习惯,放松精神。

2. 治疗配合 指导病人选择合适的检查方法,指导病人针对病因治疗,正确选择辅助生殖技术。

3. 健康指导

（1）宣传正确的生育观念和生殖生育知识。

（2）改变有害生殖健康的不良生活习惯,积极治疗影响生育的疾病。

（3）暂无生育要求者应选择安全、有效的避孕措施,避免计划外妊娠,减少人工流产引起的不孕。

四、辅助生殖技术

1. 宫腔内人工授精 适用于男性性功能障碍、轻度弱精症、不明原因不孕、女性排卵障碍、子宫内膜异位症、宫颈性不孕等。

2. 体外受精-胚胎移植 适用于输卵管性不孕、男性不孕、免疫性不孕、子宫内膜异位性不孕者、原因不明性不孕等。

3. 卵胞浆内单精子注射技术 适用于严重男性因素的不孕。

4. 胚胎植入前遗传学诊断 适用于有遗传疾病的夫妇。

【自测题】

A1 型题

1. 关于子宫内膜异位症,下列正确的是

    A. 与遗传无关   B. 不影响生育能力

    C. 输卵管间质部最多见   D. 小剂量孕激素疗法效佳

    E. 绝经后临床症状明显改善

2. 子宫内膜异位症最主要的临床特点是

    A. 下腹两侧疼痛   B. 经期腹痛伴发热

    C. 经期第 1～2 日出现腹痛   D. 经期腹痛伴肛门坠胀感

    E. 继发性痛经,进行性加重

3. 不孕和痛经并存的病人,最常见于

    A. 子宫肌瘤   B. 生殖器结核   C. 子宫内膜异位症

    D. 多囊卵巢综合征   E. 无排卵性功血

4. 关于子宫内膜异位症,下列说法**错误**的是

    A. 40% 病人不孕   B. 痛经逐年加剧

    C. 痛经程度与病灶大小成正比   D. 周期性腹痛不一定均与月经同步

    E. 直肠子宫陷凹有异位病灶可有性交痛

5. 宫颈已脱出阴道口,宫体在阴道内,诊断为子宫脱垂的程度是

    A. Ⅰ度轻型   B. Ⅰ度重型   C. Ⅱ度轻型

    D. Ⅱ度重型   E. Ⅲ度

6. 宫颈及部分宫体脱出阴道口,诊断为子宫脱垂的程度是

    A. Ⅰ度轻型   B. Ⅰ度重型   C. Ⅱ度轻型

    D. Ⅱ度重型   E. Ⅲ度

7. 关于子宫脱垂,下列正确的是

    A. 初产妇比经产妇多见

    B. 主要原因为分娩损伤

    C. 宫颈外口达处女膜缘为Ⅰ度轻型

    D. 宫颈未脱出至阴道口外为Ⅱ度重型

    E. 宫颈及部分宫体脱出至阴道口外为Ⅱ度重型

8. 与子宫脱垂的发生无关的韧带是

    A. 圆韧带   B. 卵巢固有韧带   C. 主韧带

    D. 阔韧带   E. 宫骶韧带

9. 对输卵管不孕因素的检查方法,最有价值的是

    A. 子宫镜检查   B. 输卵管通液术   C. 输卵管碘油造影

    D. 性交后精子穿透力试验   E. 宫颈黏液、精液相合试验

10. 婚后未避孕而从未妊娠,可诊断为

    A. 原发性不孕   B. 继发性不孕   C. 相对不孕

    D. 继发不孕   E. 永久不孕

11. 输卵管通液术适宜检查的时间是

    A. 月经来潮时   B. 月经来潮后1周   C. 月经来潮前1周

    D. 月经期任何时间   E. 月经干净后3~7天

12. 下列**不会**导致不孕的疾病是

    A. 宫颈黏连   B. 子宫肌瘤   C. 宫颈Ⅰ度糜烂

    D. 卵巢输卵管积水   E. 子宫内膜异位症

A2 型题

13. 王女士,45 岁,孕 3 产 2。近 10 年来痛经逐渐加重。妇科检查:子宫正常大小,活动差,左侧附件触及 6cm×7cm 大小囊性肿物。诊断子宫内膜异位症。首选的治疗是

    A. 随访观察   B. 药物治疗   C. 物理治疗

    D. 手术治疗   E. 后穹隆穿刺抽吸术

14. 李女士,35 岁,确诊为子宫内膜异位症,无生育要求。为缓解痛经,首选的药物是

    A. 达那唑   B. 补佳乐   C. 己烯雌酚

    D. 安宫黄体酮   E. 甲基睾丸素

15. 许女士,65 岁,因外阴有肿物脱出就诊。妇科检查:宫颈外口降至处女膜缘,但未超出该缘,阴道口见到宫颈。诊断为子宫脱垂的

A. Ⅰ度轻   B. Ⅰ度重   C. Ⅱ度轻
D. Ⅱ度重   E. Ⅲ度

16. 王女士,33 岁,自然流产 3 次,不孕 2 年,男方检查正常。B 超示子宫黏膜下肌瘤。应选择的治疗是

A. 开腹手术   B. 宫腔镜手术   C. 腹腔镜手术
D. 配子输卵管内移植   E. 体外受精与胚胎移植

17. 章女士,36 岁,未避孕 2 年未孕。行子宫输卵造影提示双侧输卵管堵塞,经规范治疗后仍未孕。应选择的辅助生殖技术是

A. 人工授精   B. 输卵管疏通术   C. 输卵管通液术
D. 配子输卵管内移植   E. 体外受精与胚胎移植

18. 王女士,35 岁,有 3 次人流史,近 3 年来未避孕而未受孕。输卵管碘油造影示双侧输卵管积水。最适合该病人的辅助生殖技术是

A. 人工授精   B. 供胚移植
C. 体外受精与胚胎移植   D. 宫腔内配子移植
E. 配子输卵管内移植

A3/A4 型题

(19~21 题共用题干)

田女士,68 岁,多产,绝经 15 年,近 3 年下腹坠胀并有块物脱出阴道口外。查体阴道前壁明显膨出,宫颈及部分宫体脱出阴道口外,宫颈见溃疡面。

19. 本病例可能的医疗诊断为

A. 子宫脱垂Ⅰ度轻及膀胱膨出   B. 子宫脱垂Ⅰ度重及膀胱膨出
C. 子宫脱垂Ⅱ度轻及膀胱膨出   D. 子宫脱垂Ⅱ度重及膀胱膨出
E. 子宫脱垂Ⅲ度重及膀胱膨出

20. 本病例最恰当的治疗方式是

A. 随访观察   B. 子宫托   C. 中药治疗
D. 手术治疗   E. 激素治疗

21. 护士所做的护理措施**不正确**的是

A. 嘱病人多活动   B. 避免咳嗽、便秘等   C. 每日行阴道冲洗
D. 手术后留置尿管   E. 手术后卧床休息 1 周

(22~25 题共用题干)

王女士,32 岁,不孕 3 年,月经不规律,3~5 个月一次,现在月经来潮第 3 天。其丈夫未做过检查。

22. 医生首先给男方做了精液常规检查,其结果正常的是

A. 精液量为 1.0ml   B. 精子密度 10×10^6/ml   C. (a+b)≥50%
D. 活精子 30%   E. 正常形态精子 10%

23. 如男方检查均正常,接下来给女方检查,首先应检查的是

A. 性激素测定   B. 输卵管通畅度   C. 性交后试验
D. 腹腔镜检查   E. 宫腔镜检查

24. 护士应做的护理措施正确的是
    A. 早晨空腹抽血　　　　　B. 做好外阴消毒　　　　　C. 取宫颈黏液
    D. 做好腹部备皮　　　　　E. 准备手术器械
25. 如经检查诊断为卵巢排卵障碍性不孕,应做的进一步治疗是
    A. 等待自然受孕　　　　　B. 药物促排卵　　　　　C. 腹腔镜手术
    D. 人工授精　　　　　　　E. 试管婴儿

（冯敬华）

第十八章　计划生育妇女的护理

【重点、难点精编】

计划生育内容包括晚婚晚育、节育和优生优育。计划生育措施包括避孕、绝育及避孕失败后的补救措施。

第一节　计划生育妇女的一般护理

一、护 理 评 估

全面收集病史,了解护理对象的需求及生育计划。对护理对象进行全面体检,以核实所选择计划生育措施的适应证。充分评估其对所选择计划生育措施的认识、心理承受程度及其家属配合情况;做血、尿常规、宫颈刮片的细胞学检查、白带检查等项目,必要时还要做肝肾功能、心电图、超声波检查等。

二、护 理 措 施

1. 做好宣传、指导工作,根据具体情况帮助每对夫妇选择最佳方法。

(1)新婚期:应选择使用方便,不影响生育的方法,可用男性避孕套、避孕栓及薄膜等。

(2)哺乳期:不影响乳汁质量及婴儿健康为前提,可放置宫内节育器(操作一定要轻柔,防止子宫损伤)、避孕套等。

(3)生育后期:安全、长效、可靠的方法,包括宫内节育器,皮下埋置剂、避孕针等各种避孕方法。

(4)绝经过渡期:方法根据个人身体状况进行选择,一般不选用雌激素类避孕药避孕。

2. 完成术前准备、术中配合及术后护理,促进舒适。

3. 减轻疼痛,预防感染。

第二节　避孕方法及护理

避孕原理有:①抑制卵巢排卵;②阻止精子和卵子结合;③阻止受精卵着床;④错开排卵期避孕。

一、工 具 避 孕

1. 宫内节育器　是目前我国育龄妇女主要避孕措施,具有安全、有效、经济等特点。

(1)分类:惰性和活性两大类。

(2)避孕原理:主要有:①阻碍受精卵着床;②使内膜产生前列腺素;③杀精毒胚作用。

(3)宫内节育器放置术

1)适应证:凡生育年龄妇女,自愿要求放置而无禁忌证者。

2)禁忌证:①疑有流产不全者;②生殖道急性炎症;③月经过多、过频或阴道不规则出血;④人流术出血过多,疑有吸宫不全者;⑤宫口过松,宫颈严重裂伤,宫颈重度糜烂,重度子宫脱垂;⑥宫腔深度 >9cm 或 <5.5cm;⑦生殖器肿瘤、畸形;⑧严重全身性疾病不能耐受手术者;⑨妊娠可疑者。

3)放置时间:月经净后 3 ~ 7 天;产后 42 天,子宫恢复正常;剖宫产术后半年;人工流产术后宫腔深度 <10cm;哺乳期排除早孕。

4)不良反应及处理:①出血:表现月经量多或经期延长,可给予止血对症处理。②腰酸及下腹坠胀:轻者不需处理,重者可休息或按医嘱用药。③术中、术后可能会出现感染、节育器脱落、子宫穿孔、带器妊娠或节育器嵌顿:应在术前严格掌握禁忌证,术中严格无菌操作。密切观察病人有无腹痛,观察体温、腹痛及阴道流血情况。

(4)IUD 取出术

1)取出指征:计划再生育者;放置期限已满;带器妊娠;绝经 1 年;不良反应经治疗无效或出现并发症;IUD 异位。

2)取出时间:月经干净后 3 ~ 7 天;带器妊娠,人工流产同时,取出前可行 B 超或 X 线检查确定 IUD 的位置和类型;有尾丝者用血管钳夹住尾丝后轻轻牵出。

3)注意事项:①取器前应做 B 型超声查或 X 线检查,确定节育器是否在宫腔内,同时了解 IUD 的类型。②使用取环钩取 IUD 时,应十分小心,不能盲目钩取,更应避免向宫壁钩取,以免损伤子宫壁。③取出 IUD 后应落实其他避孕措施。

(5)健康指导

1)术后保持外阴清洁,有阴道流血量多、时间长、严重腹痛的及时就诊。

2)放置后休息 3 天,取出术休息 1 天,一周内避免重体力劳动。2 周内禁止性交及盆浴,3 个月内经期和排便时注意有无节育器脱落。

3)惰性 IUD 放置 15 ~ 20 年,活性 IUD 放置 5 ~ 8 年,到期应取出。放置术后 1、3、6 个月及 1 年各随诊一次,可做 X 线透视或 B 超了解节育环的位置,以后每年随访一次,随访在月经干净后进行。

2. 避孕套　避孕套分男用与女用两种,目的是阻止精子进入子宫,这种屏障避孕法亦能预防性传播疾病和艾滋病。

二、药 物 避 孕

制剂大致分雌激素衍生物、孕激素衍生物、睾酮衍生物三类。

1. 甾体激素避孕药作用机制

(1)抑制排卵。

(2)改变宫颈黏液的性状,不利于精子穿透。

(3)改变子宫内膜的形态及功能,不适于孕卵着床。

(4)输卵管的正常分泌和蠕动频率发生改变,从而改变受精卵正常的运行速度。

2. 适应证　生育年龄的健康妇女。

3. 禁忌证

(1)急慢性肝、肾疾患,严重的心血管疾病。

(2)血液病、血栓性疾病及内分泌疾病。

（3）生殖器良、恶性肿瘤，乳房肿块。

（4）哺乳期妇女。

（5）月经稀少，年龄大于 45 岁。

（6）精神病生活不能自理者。

（7）年龄大于 35 岁的吸烟妇女，不宜长期使用避孕药，以免引起卵巢早衰。

4. 甾体激素避孕药种类

（1）短效口服避孕药：自月经周期第 5 天开始，每晚 1 片，连服 22 天，不能间断，如漏服，应 12 小时内补服。停药 2～3 天出现撤药性出血，视为月经。从出血的第 5 天开始服下一个周期的药，方法和剂量同前一周期。若停药 7 天尚无阴道出血，于当晚或第 2 天开始第 2 周期服药；若服用 2 个周期仍无月经来潮，则应该停药，考虑更换避孕药种类或改用其他方式避孕。

（2）长效口服避孕药：首次服用，可在月经周期第 5 天、第 10 天各服一片，以后在每次月经来潮的第 5 天服一片，即可避孕一个月。

（3）长效避孕针剂：首次用药可在月经周期第 5 天，和第 12 天各肌注 1 支，以后在每个月经周期的第 10～12 天，任选一天肌注 1 支，于注射后 12～16 天月经来潮。月经频发或经量过多者不宜选用长效避孕针。

（4）探亲避孕药（速效避孕药）：适用于夫妻分居两地，短期探亲者。用法：如探亲时间在 14 天内者，可于探亲前 1 日服 1 片，当晚及以后每晚服 1 片。如探亲时间超过 14 天的，应在服完第 14 天药后改用短效避孕药至 22 天停药。

（5）缓释避孕药

1）皮下埋植剂：可用于哺乳期妇女；能随时取出，使用方便，取出后恢复生育功能迅速。皮下埋植剂避孕时间为 5 年。

2）微囊或微球缓释避孕针：一次注药，可避孕 3 个月。

3）缓释阴道避孕环：其原理同皮下埋植剂。月经干净后将缓释阴道避孕环放入阴道后穹隆或套在宫颈上，有效期为 1 年，取放方便。

4）避孕贴剂：外用缓释避孕药，含人工合成的雌激素及孕激素储药区，粘贴于皮肤后，缓慢释放，通过皮肤吸收，发挥避孕作用。

5. 不良反应及处理

（1）类早孕反应：是雌激素刺激胃黏膜所致。轻者无需处理；较重者可服用维生素 B_6 20mg、维生素 C 100mg 及山莨菪碱 10mg，每天 3 次，连服一周，可缓解。

（2）月经改变：①闭经，若服用两个周期仍无月经来潮，排除妊娠后考虑更换避孕药种类或改用其他方式避孕。②突破性出血，多因剂量不足或漏服所致，可根据出血的时间和量，遵医嘱处理。

（3）体重增加、色素沉着。

（4）其他：偶可出现头痛、乳房胀痛、皮疹、瘙痒，必要时停药。

6. 健康指导

（1）妥善保管避孕药。

（2）强调按时和周期性服药的重要性，告知睡前服药可减轻不良反应。

（3）要求妊娠者应在停短效避孕药 6 个月后或停长效避孕药一年后妊娠。

（4）长效避孕药要确保全量深部肌注,避免因剂量不足而影响效果,停药后连用短效避孕药 3 个月,以防月经紊乱。

（5）服药期间要定期检查乳房、肝肾功能、血脂、血糖等。

三、其他避孕方法

1. 紧急避孕

（1）紧急避孕药:只限于性生活后 72 小时内使用,不能代替常规避孕方法。

1）米非司酮:空腹服用 25mg。

2）左炔诺孕酮片(毓婷):首次服 0.75mg,12 小时后重服同剂量 1 次。

（2）放置宫内节育器(IUD):性交后 5 天内,放置带铜 IUD。

2. 安全期避孕　安全期避孕是指通过避开易受孕期,性生活不采用药物和工具而达到避孕的目的。排卵一般在下次月经前 14 天,排卵前后的 4～5 天内为易受孕期,其余时间不易受孕,视为安全期。适应于月经规律的育龄妇女。但排卵易受外界环境和情绪等因素的影响,安全期避孕失败率高达 20%。

3. 其他避孕法　外用避孕药、免疫避孕法。

第三节　女性绝育术及护理

绝育是指通过手术或药物,达到永久不生育的目的。目前女性绝育方法主要是输卵管绝育术。输卵管绝育术是采取手术的方式阻断输卵管,阻止精卵子相遇而达到永久不孕的目的。目前常用的方法是经腹输卵管结扎术、经腹腔镜输卵管绝育术和经后穹隆绝育术,后者在临床上开展较少,本节重点介绍前两种方法。

一、经腹输卵管结扎术

1. 适应证

（1）自愿接受绝育而无禁忌证者。

（2）患严重疾病,不宜生育者。

（3）有严重的遗传性疾病不宜生育者。

2. 禁忌证

（1）生殖道炎症,腹部皮肤感染者。

（2）全身情况不能耐受手术者。

（3）各种疾病的急性期。

（4）术前 24 小时内,两次测量体温大于 37.5℃者。

（5）严重的神经官能症。

3. 手术时间

（1）月经干净后 3～7 天内。

（2）足月顺产者产后 24 小时内可行绝育术;剖宫产同时可行绝育术;产时感染者需抗生素治疗 3～5 天后,无异常情况可施行手术。

（3）人工流产、中期妊娠引产或取环术后可立即施行手术;自然流产待 1 个月转经后再行绝育手术。

(4)哺乳期或闭经者绝育须先排除妊娠。

4. 麻醉 以局部浸润麻醉为主,也可采用硬膜外麻醉。

5. 操作 结扎输卵管主要有抽芯近端包埋法、银夹法等。

6. 并发症及处理

(1)出血、血肿:多因过度牵拉、钳夹损伤输卵管系膜或结扎线松弛造成。发现后及时止血,必要时剖腹探查。

(2)脏器损伤:多因解剖关系不清或操作粗暴所致。主要是膀胱或肠管损伤,发现后及时修补。

(3)感染:未严格掌握手术指征和无菌操作所致,应用抗生素控制。

(4)绝育失败:绝育术后再孕,主要是由于绝育方法本身的缺陷、手术操作的误差引起。

7. 健康指导 术后休息3~4周,禁止性生活1个月。术后1个月复查,有发热、腹痛者及时就诊。复查内容包括手术效果、一般症状、月经情况(周期、经量、痛经)、手术切口及盆腔检查、其他有关器官的检查。

二、经腹腔镜输卵管绝育术

经腹腔镜输卵管绝育术包括电烧灼法,用电烧切断输卵管2~3cm;金属夹子钳夹法,用金属钽制作的夹子阻断输卵管;硅橡胶环套法,将输卵管袢套上硅橡胶环。经腹腔镜输卵管绝育术方法简单、安全,创伤小,术后恢复快,目前已逐渐推广。

第四节 人工终止妊娠的方法及护理

人工终止妊娠的方法包括:药物流产、手术流产、依沙吖啶(利凡诺)引产和水囊引产等。

一、药物流产及护理

也称为药物抗早孕。目前临床上常用药物为米非司酮与米索前列醇配伍。

1. 适应证

(1)妊娠49天以内;

(2)B超确诊为宫内妊娠。

(3)多次人工流产史。

(4)瘢痕子宫、子宫畸形。

(5)哺乳期妊娠。

(6)对手术流产有疑虑或恐惧心理者。

2. 禁忌证

(1)米非司酮的禁忌证:肝肾疾患、内分泌疾病、血液病、血管栓塞、过敏性体质。

(2)前列腺素禁忌证:心血管疾病、青光眼、哮喘等。

(3)其他:带器妊娠、宫外孕、服用抗前列腺素药等。

3. 用药方法 米非司酮25mg,每日两次,连服三日,第四天早晨空腹一次服米索前列醇 0.6mg。

4. 不良反应及护理

（1）服药后可出现恶心、呕吐、腹泻、头晕、乏力、四肢发麻,多自行好转,不需处理。

（2）出血时间过长或阴道流血过多,需及时刮宫。

5. 注意事项及健康教育

（1）米索前列醇应在医院服用和观察,通常服药后 1 小时左右出现宫缩及少量阴道出血,6 小时内排除胚胎。

（2）检查阴道排出物有无绒毛。

（3）出血时间长者,应用抗生素预防感染。

（4）药物流产必须在正规有抢救条件的医疗机构开展。

二、手术流产术及护理

指妊娠 14 周以内,采用人工方法终止妊娠的手术,是避孕失败的补救方法。妊娠 6 ~ 10 周多应用负压吸引术,10 ~ 14 周可用钳刮术。

1. 适应证

（1）因避孕失败要求终止妊娠且无禁忌证者。

（2）患各种疾病不宜继续妊娠者。

2. 禁忌证

（1）生殖道急性炎症。

（2）术前间隔 4 小时测体温,2 次体温≥37.5℃。

（3）各种疾病的急性期。

（4）全身情况不良,不能耐受手术者。

3. 并发症及护理

（1）人工流产综合征反应:表现在术中或术后出现心动过缓、血压下降、面色苍白、出冷汗、胸闷,甚至晕厥等。可暂停手术,给氧、遵医嘱用阿托品 0.5 ~ 1mg 可缓解。

（2）吸宫不全:指术后仍有部分胚胎组织残留在宫腔内。表现出血时间超过 10 天、量多。确诊后应立即清宫。

（3）子宫穿孔:多因术者技术不熟练、瘢痕子宫、子宫过度屈曲、哺乳期子宫所致。应立即停止手术,住院观察,必要时手术。

（4）其他:漏吸、感染、出血或羊水栓塞(如钳刮术)等。

4. 健康指导

（1）1 个月内禁止性生活及盆浴,保持外阴清洁。

（2）休假两周,1 个月后复查。

（3）腹痛、术后阴道出血超过 10 天者,应及时就诊。

（4）及时采用避孕措施。

三、依沙吖啶(利凡诺)、水囊引产术及护理

1. 适应证

（1）妊娠 13 ~ 27 周,要求终止妊娠且无禁忌证者。

（2）因某种疾病不宜继续妊娠者。

2. 禁忌证

（1）严重全身性疾病。

（2）各种急性感染性疾病、慢性疾病急性发作及生殖器官急性炎症。

（3）瘢痕子宫或宫颈陈旧性裂伤者。

（4）24 小时两次体温≥37.5℃。

（5）前置胎盘或局部皮肤感染者。

3. 注意事项

（1）依沙吖啶使用剂量为 100mg，一般可用无菌用水或羊水稀释为 0.2% 溶液 25 ~ 50ml。如注药 5 日仍无宫缩，可行第二次注药。

（2）水囊引产时根据孕月的不同，注入生理盐水 300 ~ 500ml，最多不超过 500ml。

（3）出现宫缩后即取出水囊。如放水囊 24 小时无宫缩亦应取出水囊。

（4）引产感染率高，要严格掌握禁忌证及无菌操作。

4. 护理要点及健康指导　留受术者在观察室休息 1 ~ 2 小时，观察宫缩、阴道流血及宫底高度；常规按压宫底，排除积血；观察体温和恶露情况。指导中期妊娠引产的产妇及时退奶。术后 1 个月内禁止性生活及盆浴，保持外阴清洁。

【自测题】

A1 型题

1. 短效避孕药在服用期间如有漏服，补服时间应在
   A. 12 小时内　　　　　B. 24 小时内　　　　　C. 8 小时内
   D. 2 小时内　　　　　E. 立即

2. 避孕方法中，失败率最高的是
   A. 使用避孕套　　　　B. 使用阴道隔膜　　　　C. 利用安全期避孕
   D. 放置宫内节育器　　E. 按期口服避孕药

3. 关于避孕套，正确的说法是
   A. 使用避孕套可以预防阴道炎
   B. 避孕套在使用前应高压消毒
   C. 每次使用前吹气检查证实不漏气
   D. 使用后洗净晾干可再用，以免浪费
   E. 采用双层避孕套可增加保险度

4. 放置宫内节育器的禁忌证**不包括**
   A. 月经稀少　　　　　B. 月经过频　　　　　C. 宫口过松
   D. 急性盆腔炎　　　　E. 子宫发育畸形

5. 我国育龄妇女主要避孕方法是
   A. 口服避孕药　　　　B. 宫内节育器　　　　C. 避孕套
   D. 安全期避孕　　　　E. 长效避孕针

6. 关于带器妊娠，下列**错误**的是
   A. 与宫内节育器型号偏大有关　　B. 与节育器型号偏小有关
   C. 与节育器未放至宫底有关　　　D. 与节育器部分嵌顿于肌层有关

E. 带药节育器的带器妊娠发生率高于不带药节育器。

7. 对于哺乳期妇女,最好的避孕方法是
    A. 安全期避孕   B. 阴道隔膜避孕
    C. 口服短效口服避孕药   D. 避孕套避孕
    E. 避孕针

8. 关于短效口服避孕药的不良反应,正确的说法是
    A. 类早孕反应系孕激素刺激胃黏膜所致
    B. 服药期间的阴道流血,多因漏服药引起
    C. 不适用于经量多的妇女
    D. 体重增加是孕激素引起水钠潴留所致
    E. 服药后妇女颜面部皮肤出现的色素沉着,是因药物变质所致

9. 口服第一片短效口服避孕药片的时间是
    A. 月经来潮的第 5 日   B. 月经干净后第 5 日   C. 月经来潮前第 5 日
    D. 月经来潮第 3 ~ 5 日   E. 月经来潮第 5 ~ 7 日

10. 放置宫内节育器最恰当的时间是
    A. 经净后 1 ~ 2 天   B. 足月产后 6 个月   C. 经净后 3 ~ 7 天
    D. 剖宫产后 24 小时   E. 药物流产后立即

11. 服用口服避孕药的妇女,应该停药的情况是
    A. 阴道出现点滴样出血   B. 体重增加   C. 出现闭经
    D. 经量减少   E. 恶心、呕吐

12. 实施输卵管结扎术的最佳时间是
    A. 月经来潮之前 3 ~ 7 天   B. 月经来潮后 3 ~ 7 天
    C. 月经干净后 3 ~ 7 天   D. 人工流产术后 3 ~ 7 天
    E. 正常分娩后 3 ~ 7 天

13. 下列**不是**放置宫内节育器的并发症的是
    A. 子宫穿孔   B. 节育器脱落   C. 感染
    D. 带器妊娠   E. 血肿

14. 放置宫内节育器术后的健康指导**不正确**的是
    A. 术后休息 3 天
    B. 术后 2 周内禁止性生活
    C. 术后 3 个月内的月经期可能会不规则出血
    D. 应注意有无节育器脱落
    E. 术后出现发热、腹痛属正常现象

15. 放置宫内节育器的禁忌证是
    A. 经产妇   B. 经量过多者
    C. 糖尿病使用胰岛素治疗者   D. 做过人工流产者
    E. 呼吸道疾病病人

16. 宫内节育器的避孕原理是
    A. 抑制排卵   B. 杀死精子   C. 阻止受精卵着床

D. 改变卵子的运行方向　　　　　E. 抑制性激素的分泌

17. 既能防止性传播又能避孕的最好方法是

A. 避孕套　　　　　　　　B. 宫内节育器　　　　　　C. 口服避孕药

D. 皮下埋植　　　　　　　E. 安全期避孕

18. 属于应用避孕药的禁忌证是

A. 经量过多　　　　　　　B. 月经周期不规律　　　　C. 痛经

D. 慢性肝炎　　　　　　　E. 阴道炎

19. 输卵管结扎术的结果是

A. 抑制排卵　　　　　　　　　B. 改变成熟卵子的正常通道

C. 抑制性激素分泌　　　　　　D. 改变女性特征

E. 改变女性内分泌系统的正常功能

20. 关于人工流产术,正确的做法是

A. 妊娠 10 周以内行钳刮术

B. 妊娠 14 周以内行吸宫术

C. 子宫过软者,术前应肌注麦角新碱

D. 术后应检查吸出物中有无妊娠物,并注意数量是否与妊娠周数相符

E. 吸宫过程出血多时,应及时增大负压迅速吸刮

21. 关于人工流产的并发症,下列做法**错误**的是

A. 术后阴道流血持续十天以上,经用抗生素及宫缩剂治疗无效,应考虑吸宫不全

B. 子宫穿孔多发生于哺乳期妇女

C. 术中出血应停止操作

D. 术中出现人工流产综合征时,可用阿托品治疗

E. 流产后感染多为子宫内膜炎

22. 利凡诺引产常用的剂量是

A. 10～50mg　　　　　　　B. 50～100mg　　　　　　C. 100mg

D. 150～200mg　　　　　　E. 200～300mg

23. 吸宫术后注意事项,**不正确**的是

A. 术毕,应在休息室休息 1～2 小时

B. 术后 1 周后可盆浴

C. 1 个月内禁止性交

D. 保持外阴清洁

E. 持续阴道流血 10 天以上,须及时复诊

A2 型题

24. 李芳,经阴道分娩 3 小时,要求行输卵管结扎术,请告知最早结扎时间是

A. 产后 24 小时内　　　　B. 产后 48 小时　　　　　C. 产后 3 日

D. 产后 7 日　　　　　　　E. 产后 42 日

25. 范女士,26 岁,产后 70 天,哺乳期,月经尚未复潮,最适宜采用的避孕措施是

A. 长效避孕药　　　　　　B. 短效避孕药　　　　　　C. 避孕套

D. 安全期避孕　　　　　　　E. 宫内节育器

26. 赵女士,28 岁,平时月经规律,现停经 56 天,妊娠试验阳性,早孕反应严重,呕吐厉害,要求终止妊娠,最恰当的方法是
    A. 药物流产　　　　　　B. 负压吸引术　　　　C. 钳刮术
    D. 依沙吖啶(利凡诺)引产　E. 水囊引产

A3/A4 型题

(27~29 题共用题干)

杜女士,36 岁,G₂P₂,放置宫内结育器 1 年,平时月经规律,此次停经 56 天,恶心、呕吐 3 天,不能进食。妇检:子宫前位,如孕 8 周大小,质软,附件(-),尿妊娠试验(+),尿酮体(+++),腹部透视 IUD 位置正常。

27. 处理应为
    A. 立即取环　　　　　　　　B. 立即静脉补充右旋糖酐及葡萄糖
    C. 肌注镇静剂及止吐药　　　D. 立即行人工流产
    E. 纠正酸中毒后行人工流产,同时取环

28. 杜女士取环人工流产后,阴道出血持续 10 天,量多,红色,异味。她应该
    A. 去医院补液,增加营养
    B. 注意休息,注意外阴卫生,因为哺乳期,不宜服用药物
    C. 肌注缩宫素止血
    D. 再继续观察
    E. 去医院复查,了解出血原因及检查有无合并感染的情况

29. 杜女士去医院后,经 B 超检查,宫内残留胚胎组织,子宫内膜合并感染,继续处理是
    A. 静脉注射抗生素,同时断奶,以免药物影响孩子
    B. 立即清宫
    C. 肌注缩宫素止血并加用抗生素
    D. 再继续观察
    E. 选用不影响乳汁的抗生素进行抗感染处理,感染控制后及时清宫

(30~31 题共用题干)

王女士,27 岁,平时月经规则,结婚 2 个月,因工作较忙,准备 2 年后再生育。

30. 前来咨询方法简便、可靠的避孕措施
    A. 口服避孕药　　　　B. 注射避孕针　　　C. 安全期避孕
    D. 阴茎套　　　　　　E. 宫内节育环

31. 如需生育,停止避孕措施的时间是应提前
    A. 1 个月　　　　　　B. 3 个月　　　　　　C. 半年
    D. 1 年　　　　　　　E. 不需要提前

(朱梦照)

第十九章　妇产科护理操作技术

一、会 阴 擦 洗

1. **目的及适应证**　清洁外阴及肛门周围,达到促进局部伤口愈合,预防泌尿生殖道逆行感染,增进病人舒适。主要用于妇产科术后或长期留置尿管者,长期卧床、生活不能自理者产妇产后,胎膜早破、前置胎盘反复阴道流血者,外阴炎症、外阴血肿或水肿病人会阴湿热敷前等。

2. **护理要点**　擦洗时两把镊子不可接触或混用,注意观察会阴局部组织有无红肿、分泌物的性质和伤口愈合情况。

二、会阴湿热敷

1. **目的及适应证**　促进会阴局部血液循环,增强局部白细胞的吞噬功能,有助于炎症局限、水肿消退、血肿吸收及组织生长修复,旨在增进舒适、缓解疼痛和减轻感染。主要用于会阴水肿或会阴血肿吸收期、会阴伤口早期感染或会阴伤口硬结者。

2. **护理要点**　热敷的温度一般在 41~48℃,注意保暖或更换,湿热敷时间为 15~30 分钟。注意询问病人的感受,对休克、昏迷、术后皮肤感觉不灵敏者,应密切观察皮肤颜色,警惕烫伤。

三、阴 道 灌 洗

1. **目的及适应证**　减少阴道分泌物,促进阴道血液循环,减轻局部组织充血,加速炎症的消退。主要用于阴道炎、宫颈炎的局部治疗及妇科手术前阴道准备。

2. **护理要点**　动作要轻柔,边冲洗边在阴道内转动,当剩少量液体时(约100ml),取出灌洗头及阴道窥器,将剩余的液体再次冲洗外阴部。

四、阴道及宫颈上药

1. **目的及适应证**　通过局部用药治疗阴道或宫颈炎症。一般在妇科门诊进行,有些药物可教会病人自己上药的方法。

2. **护理要点**　用药当天应禁止性生活,月经期或子宫出血者不宜从阴道给药。

五、坐　浴

1. **目的及适应证**　促进局部血液循环,增强局部抵抗力,减轻炎症和疼痛,使创面清洁,达到清洁或治疗的目的。主要用于阴道炎症、阴道瘙痒、子宫脱垂、会阴切口愈合不良、外阴阴道手术前的准备。

2. **护理要点**　月经期、阴道流血、孕妇及产后 7 日内,禁止坐浴。

【自测题】

A1 型题

1. 会阴擦洗的目的应**除外**
   A. 防止泌尿系统逆行感染　　　　B. 保持会阴及肛门部的清洁
   C. 促进病人舒适　　　　　　　　D. 预防生殖系统的感染
   E. 不常用于卧床病人

2. 会阴伤口肿胀明显者,湿热敷应选用的溶液是
   A. 50% 硫酸镁　　　　B. 1:1000 高锰酸钾　　　C. 75% 乙醇
   D. 0.1% 苯扎溴铵　　　E. 聚维酮碘

3. 下列会阴擦洗方法**不妥**的是
   A. 病人排空膀胱,取膀胱截石位
   B. 注意为病人遮挡、保暖
   C. 第一遍顺序为自下而上,自内向外
   D. 第 2 遍顺序以伤口为中心
   E. 最后擦洗肛周及肛门

4. 阴道灌洗一次冲洗液量为
   A. 100～300ml　　　　B. 300ml　　　　C. 400ml
   D. 800ml　　　　　　　E. 1000～1500ml

5. 行阴道冲洗时病人的体位是
   A. 头高脚低位　　　　B. 侧卧位　　　　C. 半卧位
   D. 平卧位　　　　　　E. 膀胱截石位

6. 关于阴道擦洗**不妥**的是
   A. 第一遍自上而下,由外向内
   B. 第二遍以切开为中心,自上而下,由内而外
   C. 1 个棉球可重复使用
   D. 最后肛周部位及肛门
   E. 最后用干棉球或纱布擦干

7. 以下**禁忌**阴道冲洗的情况是
   A. 慢性宫颈炎　　　　　　　　B. 阴道炎局部治疗
   C. 月经期、产后第 5 天　　　　D. 局部放疗时常规阴道清洁冲洗
   E. 术前阴道清洁准备

8. 常用的阴道冲洗液**不包括**
   A. 2%～4% 碳酸氢钠　　　B. 1:2000 苯扎溴铵　　　C. 1:5000 高锰酸钾
   D. 1:2000 过氧乙酸　　　　E. 1% 乳酸

9. 进行阴道灌洗时,灌洗筒距离床沿高度**不应**超过
   A. 30cm　　　　B. 50cm　　　　C. 40cm
   D. 70cm　　　　E. 60cm

10. 滴虫阴道炎病人应选用的阴道冲洗液
   A. 3% 醋酸　　　　B. 2%～4% 碳酸氢钠　　　C. 1:2000 苯扎溴铵

D. 1% 乳酸　　　　　　　　　E. 5:1000 碘伏

11. 外阴阴道假丝酵母菌病病人应选用的阴道冲洗液是
    A. 1:5000 高锰酸钾　　　　B. 2% ~4% 碳酸氢钠　　　C. 1% 乳酸
    D. 1:2000 苯扎溴铵　　　　E. 5:1000 碘伏

12. 下列**不属于**阴道灌洗禁忌范围的是
    A. 产后或人工流产后宫颈口未闭
    B. 阴道出血者
    C. 妊娠期
    D. 月经期
    E. 宫颈癌病人无活动性出血者

13. 有关阴道灌洗溶液的选择，**不妥**的是
    A. 人工流产后用酸性溶液　　　B. 非特异性炎症用一般消毒液
    C. 老年性阴道炎用酸性溶液　　D. 滴虫阴道炎用酸性溶液
    E. 外阴阴道假丝酵母菌病用碱性溶液

14. 有关会阴湿热敷最常用的药液是
    A. 1:5000 高锰酸钾　　　　B. 4% 碳酸氢钠　　　C. 50% 硫酸镁
    D. 75% 乙醇溶液　　　　　　E. 0.5% 醋酸

15. 会阴冲洗时操作**错误**的是
    A. 护士协助病人取屈膝仰卧位，暴露外阴
    B. 调节好冲洗液温度
    C. 冲洗时用无菌纱布堵住阴道口，以免引起逆行感染
    D. 冲洗时用无菌纱布堵住肛门，以免冲洗液流入肛门
    E. 操作完毕，整理用物

16. 有关湿热敷的描述，**不妥**的是
    A. 湿热敷的温度一般为 41 ~48℃
    B. 会阴伤口红肿可用 95% 乙醇湿热敷
    C. 热敷面积应为病损面积的 1 倍
    D. 常用于会阴水肿、伤口硬结及早期感染的病人
    E. 注意防止烫伤

17. **不属于**阴道灌洗禁忌证的是
    A. 阴道炎症期妇女　　　　B. 月经期　　　　C. 未婚妇女
    D. 妊娠期妇女　　　　　　E. 更年期妇女

18. 坐浴的注意事项，**错误**的是
    A. 坐浴时将臀部与外阴全部浸泡在药液中
    B. 月经期或不规则阴道流血者禁忌坐浴
    C. 妊娠期及产褥期 5 日后可以坐浴
    D. 水温以 41 ~43℃ 为宜
    E. 高锰酸钾为强氧化剂，治疗浓度可以消炎杀菌，浓度过高会造成皮肤烧灼伤

19. 阴道、宫颈用喷撒法上药时，宫颈部棉球取出的时间为

A. 4~7 小时　　　　B. 8~10 小时　　　　C. 12~24 小时

D. 26~48 小时　　　E. 50~60 小时

20. 有关阴道、宫颈上药方法，**错误**的是

A. 栓剂可教会病人自己在家中放药

B. 药液可直接喷洒在宫颈上

C. 药膏可涂于带线棉球上，后塞入阴道紧贴宫颈

D. 片剂可用长镊子夹住直接放入阴道后穹隆

E. 1%亚甲蓝涂擦阴道适用于外阴阴道假丝酵母菌病

21. 外阴冲洗的目的**不包括**

A. 自然分娩接产　　　　　　B. 妇产科手术前的准备　　　C. 阴道操作准备

D. 长期留置尿管者外阴护理　E. 阴式子宫肌瘤摘除术术前准备

22. 以下**不采用**坐浴治疗的情况是

A. 尿道炎　　　　　　　　B. 宫颈炎　　　　　　　　C. 外阴炎

D. 前庭大腺炎　　　　　　E. 外阴瘙痒

23. 坐浴时，一般浸泡时间为

A. 5~8 分钟　　　　　　　B. 8~15 分钟　　　　　　C. 10~15 分钟

D. 20~30 分钟　　　　　　E. 30~40 分钟

24. 老年性阴道炎病人常用坐浴的溶液是

A. 0.5%~1% 乳酸　　　　　B. 1:2000 苯扎溴铵　　　　C. 1:5000 高锰酸钾

D. 2%~4% 碳酸氢钠　　　　E. 0.5% 醋酸

A2 型题

25. 王女士，初产妇，第二产程延长，行会阴侧切术助产分娩。产后第 2 天，会阴切口红肿，医嘱予会阴湿热敷 2 次/日。关于会阴湿热敷的描述**不正确**的是

A. 利用热和物理作用，促进血液循环

B. 提高组织活力，有利于水肿局限和吸收

C. 增强局部白细胞的吞噬

D. 消肿、消炎、止痛、促进伤口愈合

E. 常用 75% 乙醇溶液

26. 刘女士，慢性宫颈炎伴宫颈息肉，医嘱拟行宫颈上药。请问阴道上药的**不妥**的是

A. 经期及阴道出血者不宜采用阴道上药

B. 未婚妇女上药时禁用阴道窥器，可用长棉球涂擦

C. 腐蚀性药物只涂宫颈病灶局部，避免灼伤阴道壁及正常组织

D. 告知病人带线大棉球尾线留在阴道口外，24~48 小时取出

E. 纳入法一般在临睡前或休息时上药，以免起床后脱出，影响治疗效果

A3/A4 型题

(27~29 题共用题干)

李女士，48 岁，已婚，因子宫肌瘤拟行经腹全子宫切除术，术前各项检查均无异常。

27. 术前 3 日需做的准备是
    A. 胃肠道准备　　　　　B. 阴道准备　　　　　C. 皮肤准备
    D. 药物过敏试验　　　　E. 禁食
28. 术前进行阴道准备应选择的是
    A. 会阴冷敷　　　　　　B. 坐浴　　　　　　　C. 阴道上药
    D. 阴道冲洗或灌洗　　　E. 会阴湿热敷
29. 阴道灌洗液温度应为
    A. 10℃左右　　　　　　B. 20℃左右　　　　　C. 30℃左右
    D. 40℃左右　　　　　　E. 50℃左右

（黄颖红）

第二十章 妇产科常用手术配合及护理

【重点、难点精编】

一、会阴切开缝合术

1. **适应证** 适用于阴道助产手术的产妇、会阴条件不良或胎儿过大等可能会阴严重裂伤者,第二产程延长或需要缩短第二产程者及早产者。

2. **护理要点**

(1)会阴切开时机一般在预计胎儿娩出前 5~10 分钟;切开角度与会阴联合正中线呈 45°角向左下方剪开 3~5cm。

(2)缝合时注意从阴道黏膜切口顶端上方 0.5~1cm 处开始,恢复其解剖结构,对齐缝合,松紧适宜,不留死腔。

(3)保持外阴清洁干燥,术后嘱产妇健侧卧位,大便后用温水清洗会阴,每天用消毒液棉球给予擦洗外阴 2 次,勤更换会阴垫。

(4)观察伤口情况:会阴切口肿胀,局部应用 50% 硫酸镁溶液湿热敷或 95% 乙醇溶液湿敷,并配合局部理疗,每日 1~2 次,每次 20~30 分钟,促进伤口愈合。并注意观察伤口有无红、肿、热、痛或脓性分泌物等感染征象,若有异常及时通知医生给予相应处理。

(5)会阴伤口 3~5 天拆线。

二、胎头吸引术、产钳术及臀位牵引术

1. **适应证** 胎头吸引术适用于需要协助尽快分娩者或头位难产导致第二产程停滞或延长,只能用于宫口开全,无头盆不称、胎儿双顶径达坐骨棘水平以下者。产钳术的适应证同前。而胎头吸引术滑脱两次者和臀位后出头困难者,应用产钳。臀位助产术适应于产道无异常、胎儿不大,可以经阴道娩出,否则,一般主张剖宫产。

2. **护理配合**

(1)操作前护士协助外阴消毒、导尿、会阴侧切。

(2)行胎头吸引时协助医生用空针筒抽出 150~200ml 空气形成负压,或调节负压吸引器使负压在 200~300mmHg,抽空后钳夹抽气管,时间不超过 20 分钟。臀位脐部娩出后,一般应在 2~3 分钟娩出胎头,最长不得超过 8 分钟。后出头困难可用产钳助产。

(3)指导、鼓励产妇在宫缩时向下用力,观察宫缩及胎心音,做好巡回及抢救的准备。

3. 胎儿娩出后按医嘱用药,防止产后出血,如新生儿窒息,协助抢救。

(1)术后产妇护理:除了密切观察宫缩及阴道流血情况外,其他同会阴切开缝合术。

(2)胎头吸引术检查新生儿有无头皮受损、血肿形成;产钳术及臀位助产检查新生儿有无产伤。

(3)密切观察新生儿生命体征及精神状态,静卧 24 小时,避免搬动,出生后 3 天内禁止洗头;可遵医嘱肌内注射维生素 K_1 预防颅内出血。

三、人工剥离胎盘术

1. 适应证 人工剥离胎盘术适用于胎盘滞留达 30 分钟,胎盘剥离后短时间出血超过 200ml 而未能娩出者。

2. 护理配合

(1)人工剥离胎盘可能会有失血较多的情况,故术前建立静脉通道做好输血的准备。

(2)重新消毒外阴,术者更换手术衣及手套,必要时行导尿术。

(3)陪伴产妇减轻其紧张情绪,对于精神紧张的产妇,宫颈内口较紧手不能进入宫腔时,指导产妇张口呼气,并遵医嘱予肌注阿托品 0.5mg 及哌替啶 100mg。

(4)协助医师检查取出的胎盘、胎膜是否完整。

(5)胎盘剥离后要密切观察宫缩情况,防止产后大出血。

(6)密切观察体温、恶露性质等与感染相关的指征,遵医嘱应用抗生素,并加强预防感染的护理措施。

四、剖宫产术

1. 适应证 适用于产道异常;产力异常经处理无效;胎儿异常或产妇患有合并症或并发症不宜阴道分娩者等。

2. 手术护理配合

(1)做好备皮、备血,药敏试验,术日晨禁饮进食,留置尿管,密切观察并记录产妇的生命体征、产程进展及胎心变化情况。

(2)硬膜外麻醉术后 4~6 个小时内去枕平卧位,手术次日可取半卧位;观察并记录产妇的生命体征、尿量、子宫收缩、阴道流血量及腹部切口有无渗出等。

(3)注意有无感染的征兆,术后观察恶露的量、颜色和气味有无异常及体温情况。

(4)早活动,鼓励产妇床上翻身,尽早下床活动,根据肠道功能恢复情况,对产妇进行饮食指导。

(5)按产褥期常规护理乳房和会阴部,术后母儿若无特殊情况,在麻醉清醒后即可母乳喂养。腹部伤口 7 天拆线。告知产妇出院注意避孕至少 2 年。

【自测题】

A1 型题

1. 胎头吸引术的适应证及注意事项**错误**的是
   A. 胎头双顶径达坐骨棘水平以下
   B. 无头盆不称
   C. 头先露均可
   D. 须宫口开全
   E. 枕横位第二产程延长

2. 关于臀位助产术**不妥**的是
   A. 须行会阴切开术
   B. 胎儿全部由接产者按照分娩机制协助娩出
   C. 脐部娩出后,应尽快娩出头部,不得超过 8 分钟

  D. 后出头有困难者可用产钳助产

  E. 检查新生儿有无产伤

3. 剖宫产术后饮食指导**错误**的是

  A. 术后 1～2 天进流质饮食

  B. 无腹胀逐渐改为半流质饮食或普食

  C. 肛门排气前,进食牛奶及糖类等产气的食物

  D. 应注意营养丰富,以满足身体康复及泌乳的营养需求

  E. 宜进食细腻、少纤维的食物

4. 产钳的适应证**错误**的是

  A. 胎头吸引术滑脱两次者 B. 第一产程胎儿窘迫者 C. 妊娠合并心脏病者

  D. 头位难产、第二产程延长 E. 臀位后出头困难者

5. 剖宫产术后护理**错误**的是

  A. 硬膜外麻醉术后 6 小时内应取半卧位

  B. 每半个小时至 1 小时测一次生命体征,直至平稳

  C. 定时按摩子宫并观察宫缩及阴道流血情况

  D. 注意尿管是否通畅

  E. 观察腹部切口有无渗血

6. 关于会阴切开缝合术的适应证说法**错误**的是

  A. 早产者 B. 第一产程胎儿窘迫者 C. 妊娠合并心脏病者

  D. 会阴水肿者 E. 胎头吸引术者

7. 会阴侧切术切口的长度一般为

  A. 1～3cm B. 2～4cm C. 3～5cm

  D. 4～6cm E. 5～7cm

8. 剖宫产术术前准备**不妥**的是

  A. 做好产妇心理护理 B. 择期剖宫产,术前应禁饮禁食

  C. 遵医嘱行药物过敏试验 D. 观察胎心、宫缩及生命体征

  E. 保管好产妇的贵重物品

9. 下列**不属于**剖宫产适应证的是

  A. 头盆不称 B. OCT 试验阳性者 C. 严重胎盘早剥

  D. 达预产期尚未衔接者 E. 中央型前置胎盘

10. 会阴缝合术后,为了解缝线有无穿过直肠黏膜和有无阴道血肿,常规行

  A. 腹部检查 B. 阴道检查 C. 宫颈检查

  D. 子宫体检查 E. 肛门检查

11. 会阴侧切的角度为

  A. 25° B. 35° C. 45°

  D. 55° E. 65°

12. 胎头吸引术牵引时间不宜过长,吸引时间一般应**不超过**

  A. 10 分钟 B. 20 分钟 C. 30 分钟

  D. 40 分钟 E. 50 分钟

13. 下列**不是**胎头吸引术必备条件的是
    A. 宫口开全   B. 胎膜已破   C. 头盆相称
    D. 活胎、面先露   E. 胎头双顶径达坐骨棘水平以下

14. 下列应立即行剖宫产的是
    A. 妊娠过期   B. 横位未临产   C. 子宫先兆破裂
    D. 到预产期胎头未入盆   E. 臀位未临产

15. 剖宫产术疼痛护理**不妥**的是
    A. 如为阵发性宫缩痛为正常现象
    B. 必要时给予止痛剂
    C. 解释疼痛的原因
    D. 腹部可系腹带
    E. 肛门排气前可予牛奶饮食

16. 行胎头吸引术时产妇的最佳体位是
    A. 仰卧位   B. 侧卧位   C. 半坐位
    D. 膀胱截石位   E. 俯卧位

17. 胎头吸引术如发生吸引器滑脱,重新放置次数一般**不宜**超过
    A. 1 次   B. 2 次   C. 3 次
    D. 4 次   E. 5 次

18. 择期剖宫产手术前准备**不妥**的是
    A. 备皮   B. 青霉素皮试   C. 普鲁卡因皮试
    D. 术晨留置尿管   E. 手术前一天晚增加饭量

19. 行胎头吸引术时必须
    A. 测血压   B. 术前常规使用抗生素   C. 配血
    D. 做好阴道检查,了解胎方位   E. 做好抢救新生儿准备

20. 胎头吸引术的禁忌证是
    A. 宫口未开全   B. 第二产程延长   C. 胎儿窘迫
    D. 经产妇   E. 妊娠合并心脏病

21. 正常会阴伤口拆线一般在术后
    A. 3 ~ 5 天   B. 5 ~ 7 天   C. 7 ~ 9 天
    D. 9 ~ 10 天   E. 12 天

A2 型题

22. 李女士,需行会阴切开手术,下列描述中**错误**的是
    A. 把握好会阴切开时机,一般预计胎儿娩出前 15 ~ 20 分钟
    B. 会阴侧切剪应与会阴皮肤垂直
    C. 如为手术助产,应在导尿等术前准备就绪后再切开
    D. 待宫缩会阴体紧绷时一次全层切开会阴皮肤及黏膜
    E. 切开后应立即纱布压迫止血

23. 王女士,初产妇,因第二产程延长,行胎头吸引术助产。术中吸引器两次滑脱,且胎

头移动阻力大。进一步恰当的处理是

 A. 等待自然分娩   B. 再次行胎头吸引术 C. 产钳助产术

 D. 剖宫产术   E. 臀位助产术

24. 张女士,分娩时行会阴侧切术,请问下列会阴侧切术的适应证**错误**的是

 A. 初产妇需行胎头吸引术或产钳术助产时

 B. 第一产程活跃期产程停滞,胎儿窘迫

 C. 初产妇会阴水肿

 D. 妊娠期高血压疾病或合并心脏病等需要缩短产程

 E. 巨大儿

(黄颖红)

附录　自测题参考答案

第一章　女性生殖系统解剖与生理

1. C	2. C	3. B	4. D	5. E	6. D	7. E	8. E	9. B	10. E
11. D	12. C	13. E	14. D	15. E	16. C	17. C	18. A	19. C	20. C
21. A	22. B	23. E	24. A	25. B	26. E	27. A	28. C	29. B	30. B
31. A	32. D	33. D	34. C	35. A	36. B	37. B	38. B		

第二章　正常妊娠孕妇的护理

1. E	2. B	3. C	4. B	5. E	6. B	7. B	8. D	9. D	10. C
11. B	12. C	13. B	14. B	15. A	16. D	17. C	18. C	19. D	20. B
21. D	22. A	23. C	24. A	25. C	26. E	27. D	28. D	29. C	30. A
31. D	32. B	33. E	34. C	35. C	36. A	37. D	38. E	39. E	40. E
41. B	42. B	43. B	44. B	45. B	46. D	47. B	48. B	49. E	50. C
51. C	52. E	53. B	54. A	55. C	56. A	57. D	58. D	59. B	60. C

第三章　正常分娩产妇的护理

1. B	2. B	3. A	4. C	5. B	6. C	7. C	8. A	9. D	10. A
11. A	12. A	13. D	14. C	15. D	16. B				

第四章　正常产褥期产妇的护理

1. C	2. C	3. D	4. C	5. D	6. C	7. A	8. C	9. A	10. B
11. C	12. B	13. E	14. E	15. E	16. D	17. A	18. D	19. E	20. D

第五章　正常新生儿的护理

1. A	2. E	3. B	4. D	5. E	6. C	7. C	8. E	9. B	10. A
11. C	12. C	13. D	14. E	15. B	16. D				

第六章　高危妊娠管理

1. E	2. B	3. C	4. C	5. D	6. A	7. B	8. E	9. D	10. E

11. C　12. C　13. D　14. D　15. A　16. C　17. C　18. C　19. B　20. E

第七章　异常妊娠孕妇的护理

1. D　2. A　3. B　4. A　5. E　6. B　7. C　8. E　9. C　10. E
11. A　12. B　13. C　14. C　15. D　16. D　17. A　18. B　19. C　20. D
21. C　22. C　23. C　24. A　25. A　26. B　27. D　28. B　29. E　30. A
31. D　32. A　33. D　34. B　35. C　36. A　37. E　38. E　39. E　40. D
41. D　42. A　43. D　44. D　45. A　46. D　47. C　48. B　49. A　50. C
51. C　52. C　53. B　54. C　55. B　56. D　57. B　58. B　59. C　60. D
61. C　62. A　63. C　64. A　65. D　66. B　67. B　68. A　69. D　70. A
71. C　72. A

第八章　妊娠合并症孕产妇的护理

1. B　2. E　3. C　4. D　5. A　6. D　7. C　8. B　9. D　10. E
11. C　12. D　13. B　14. E　15. A　16. D　17. A　18. C　19. C　20. D
21. A

第九章　异常分娩产妇的护理

1. C　2. E　3. B　4. B　5. B　6. C　7. E　8. D　9. D　10. B
11. D　12. E　13. C　14. D　15. B　16. D　17. D　18. D

第十章　分娩期并发症产妇的护理

1. E　2. A　3. E　4. E　5. B　6. C　7. D　8. A　9. E　10. E
11. A　12. D　13. A　14. D　15. E　16. D　17. D　18. D　19. E　20. D
21. A　22. C　23. C　24. E　25. C　26. E　27. C　28. C　29. A　30. C
31. B　32. C　33. D　34. A　35. E　36. C　37. E　38. D　39. C　40. A
41. A　42. C　43. B　44. C　45. E　46. A　47. E　48. E　49. C　50. D

第十一章　产褥期并发症产妇的护理

1. A　2. E　3. C　4. E　5. B　6. B　7. D　8. A　9. D　10. A
11. C　12. B　13. B　14. A　15. B　16. A

第十二章　妇科护理病史采集及检查配合

1. A　2. E　3. C　4. C　5. C　6. D　7. D　8. C　9. D　10. B

11. D　　12. C　　13. A　　14. C　　15. D　　16. E　　17. E　　18. C　　19. A　　20. B

第十三章　女性生殖系统炎症病人的护理

1. B　　2. C　　3. E　　4. E　　5. C　　6. C　　7. B　　8. E　　9. E　　10. D
11. D　　12. B　　13. E　　14. C　　15. C　　16. B　　17. A　　18. E　　19. A　　20. E
21. C　　22. D　　23. C　　24. A　　25. C　　26. B

第十四章　妇科肿瘤病人的护理

1. C　　2. E　　3. A　　4. B　　5. D　　6. C　　7. A　　8. D　　9. C　　10. C
11. A　　12. E　　13. E　　14. B　　15. C　　16. D　　17. C　　18. A　　19. C　　20. B
21. E　　22. D　　23. D　　24. D　　25. C　　26. C　　27. C　　28. C　　29. D　　30. D
31. A　　32. C

第十五章　妊娠滋养细胞疾病病人的护理

1. C　　2. D　　3. E　　4. A　　5. C　　6. D　　7. B　　8. D　　9. E　　10. B
11. A　　12. B　　13. D　　14. C　　15. D　　16. E　　17. E　　18. B　　19. C　　20. A
21. C　　22. B　　23. B　　24. D　　25. E　　26. A　　27. D　　28. A　　29. E　　30. C

第十六章　女性生殖内分泌疾病病人的护理

1. C　　2. D　　3. D　　4. B　　5. A　　6. D　　7. B　　8. C　　9. C　　10. B
11. D　　12. C　　13. C　　14. D　　15. A　　16. C　　17. C　　18. A　　19. B　　20. C
21. B　　22. C　　23. C　　24. C　　25. E　　26. B　　27. C　　28. A　　29. C

第十七章　妇科其他疾病病人的护理

1. E　　2. E　　3. C　　4. D　　5. C　　6. E　　7. B　　8. B　　9. C　　10. A
11. E　　12. C　　13. D　　14. A　　15. B　　16. B　　17. E　　18. C　　19. B　　20. D
21. A　　22. C　　23. A　　24. A　　25. C

第十八章　计划生育妇女的护理

1. A　　2. C　　3. C　　4. A　　5. B　　6. E　　7. D　　8. D　　9. A　　10. C
11. C　　12. C　　13. E　　14. E　　15. B　　16. C　　17. A　　18. D　　19. B　　20. D
21. C　　22. C　　23. B　　24. A　　25. C　　26. B　　27. E　　28. E　　29. E　　30. E
31. E

第十九章　妇产科护理操作技术

1. E　　2. A　　3. C　　4. D　　5. E　　6. C　　7. C　　8. D　　9. D　　10. D
11. B　　12. E　　13. A　　14. C　　15. D　　16. C　　17. A　　18. C　　19. C　　20. D
21. D　　22. B　　23. D　　24. A　　25. E　　26. D　　27. B　　28. D　　29. D

第二十章　妇产科常用手术配合及护理

1. A　　2. B　　3. E　　4. B　　5. A　　6. B　　7. C　　8. E　　9. D　　10. E
11. C　　12. B　　13. D　　14. C　　15. E　　16. D　　17. B　　18. E　　19. D　　20. D
21. A　　22. A　　23. C　　24. B